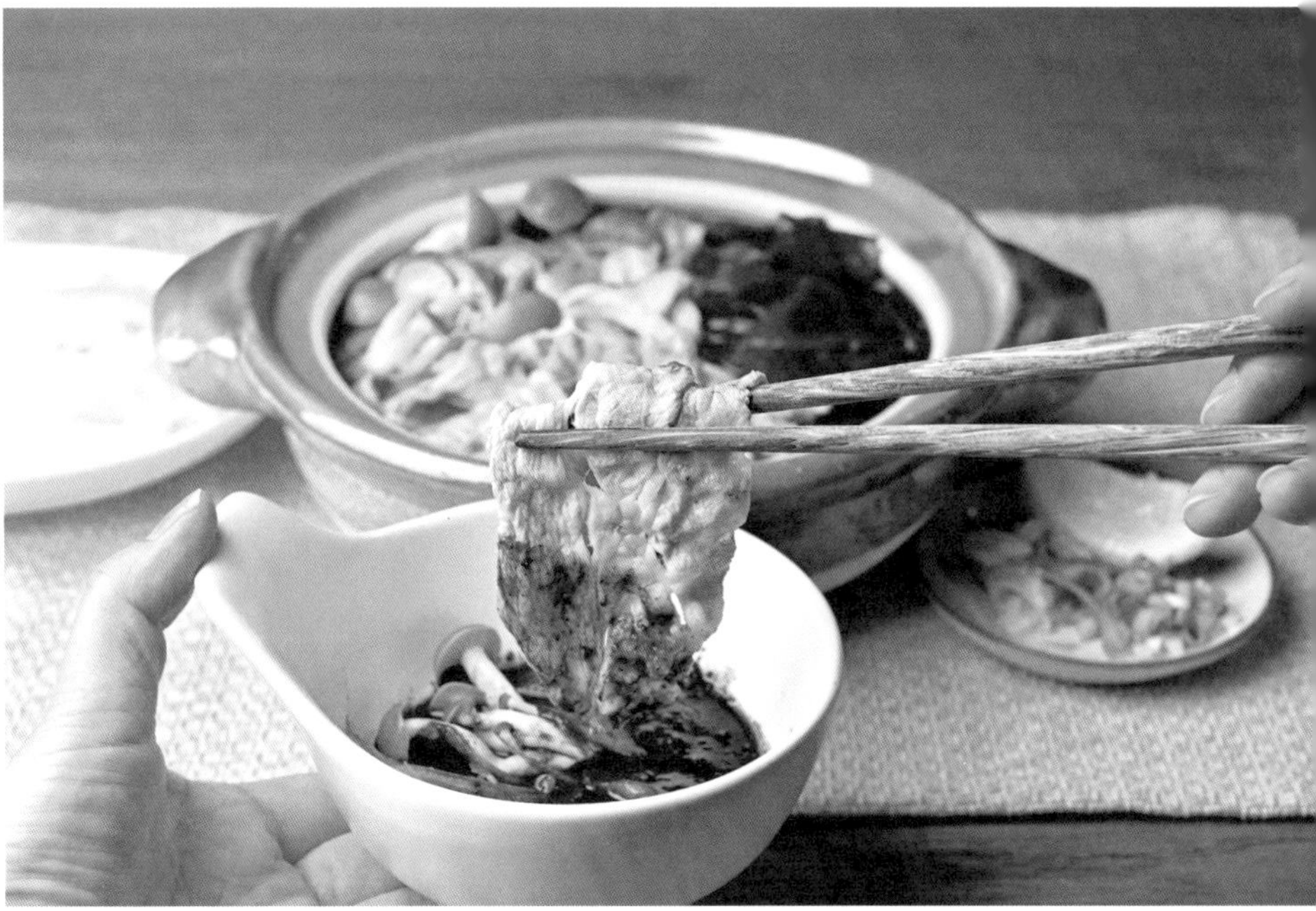

からだのトラブル解決ごはん

薬膳ひとり鍋

阪口珠未

自由国民社

はじめに

日本に暮らす中国の友人から「日本人は真面目で誠実で素晴らしい」とよく言われます。

でも、その真面目さゆえに、まわりの人に気を使い、人からどうみえるかを気にしてがんばりすぎてはいませんか？

仕事、家庭、趣味、SNS。さまざまな人間関係にかかわる中で、自分らしく、人生を楽しんでいくためには、「誰よりも自分の心と体を愛し、大切にすること」が軸になります。


「なんとなく体調がすぐれない」という日は、フーッと肩の力を抜き、大きく深呼吸をして、本のページをめくってみてください。

今、どんな味の鍋が食べたいか。体の声を聞いてみましょう。

「おいしそう」「食べてみたい！」

ピンときたものを食べることが、自分を愛する第一歩。


いつも絶好調とはいかなくても、食事のとり方で体と心がラクになることを知っていれば、たいていのことは何とかなるもの。

体と心が喜ぶ「薬膳ひとり鍋」で元気になり、あなたらしい生き方を楽しんでいっていただけるとうれしいです。

漢方・薬膳研究家　阪口珠未

食事で整える薬膳の考え

本書では、あなたが心身に不調を感じたとき、どのような理由でバランスを崩しているか、薬膳の考え方に基づいて解説し、不調を整える鍋料理を紹介しました。


薬食同源。

食べ物にも薬と同じように「薬効」があると中国医学では考えます。


野菜、きのこ、肉、魚。

このような自然の恵みも、季節、体質、環境によって、ふさわしい食べ方やとり合わせがあります。

薬膳の考えを日々の暮らしにとり入れてみませんか。

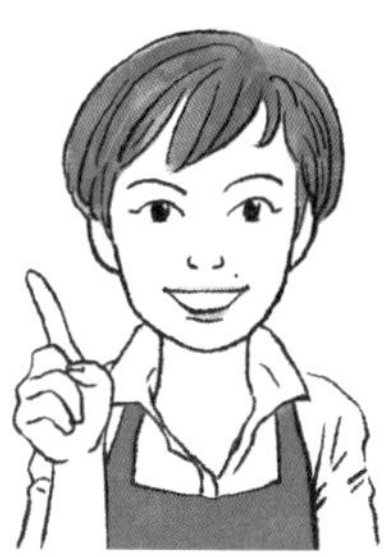

＊Ｐ４～「知っておきたい薬膳のことば」について解説します。

知っておきたい薬膳のことば

気《き》・血《けつ》・水《すい》

中国医学では、人の体を構成して生命活動を維持する基本的な要素を「気《き》」「血《けつ》」「水《すい》」と考えます。この「気」「血」「水」に過不足や滞りがなく、バランスがとれていることを健康ととらえています。

気

生命活動を維持する活動エネルギーの源。絶えず動いて全身をめぐり、体を温める。

血

栄養を運ぶ赤い液体。全身をめぐりながら各器官が円滑に動くように栄養を届ける。

水

津液《しんえき》、陰液《いんえき》ともいう。血以外の体液（鼻水、涙、汗、尿も含む）。全身に潤いを与える。

五臓《ごぞう》

中国医学の「五臓」とは西洋医学の解剖学的な臓器よりも幅広く、臓器だけでなく臓器の持つ「働き」も意味します。「気」「血」「水」などを生成し、蓄えながら生命活動をつかさどっています。「五臓」にはそれぞれ独自の働きがあり、影響を与える体の「部位」や「感情」があります。また季節ごとに不調をきたしやすい特定の臓器があります。

＊「五臓と感情のつながり」についてはP96でくわしく解説しています。

肝《かん》

全身に気をめぐらせ、エネルギーを届ける。「血」を貯蔵し、各臓器に栄養を与える。目の健康を守り、筋肉の動きをスムーズにする。

心《しん》

循環器系と精神活動をつかさどる。「血」を全身のすみずみまでめぐらせて滋養する。精神や意識、思考や睡眠を正常に保つ働きがある。

脾《ひ》

消化吸収をつかさどるシステム。飲食物を消化吸収して体と心を健やかに保つ「気血」を作り出す。水分の吸収・排泄をうながす働きもある。

肺《はい》

呼吸をつかさどり、正常な呼吸によって「気」を体にとり入れる。皮膚を正常に保ち、体外からの病気の侵入を予防する。

腎《じん》

泌尿器系や生殖活動をつかさどり、津液を代謝して尿として排出する。成長・発育・老化のリズムをコントロールする「腎精《じんせい》」を宿す。

知っておきたい薬膳のことば

腎精《じんせい》

中国医学では、五臓のすべてを大切にしますが、その中でも「腎」と「脾」を重視します。とくに「腎」は親から授かった先天的なエネルギー「腎精」を蓄えています。「腎精」は成長とともに増え、男性は32歳、女性は28歳をピークに減っていく、いわば生命エネルギーのバッテリー電池です。「腎精」を目減りさせない生活を心がけ、チャージする食事をとることで若々しさをキープし、イキイキと輝くことができます。

※「腎」のリズムと女性の体の節目についてはP80をご覧ください。

主に「腎精」をチャージする鍋

P31 サケの酒かす鍋　サフラン入り

P39 北京風ラム肉のしゃぶしゃぶ鍋

P59 アスパラガスと白キクラゲ、豆乳の湯豆腐鍋

P75 豚肉ときのこ、わかめの鍋

P77 サバ缶のルーロウ飯風

P79 鶏手羽元と長芋のタッカンマリ風

P89 カキと長芋の豆乳クラムチャウダー鍋

P95 カキと長芋の海苔鍋

P107 ウナギと玉ねぎの煮込み鍋

P108 カキ入り餃子とにらの鍋

「脾《ひ》」は温める

「腎」が先天的なエネルギーを宿すとすれば、「脾」は後天的なエネルギーを作り続ける臓器。胃や小腸での消化機能、すい臓で消化液を作る機能など、消化にかかわるシステムすべてをいいます。親から授かった「腎」の力が弱かったとしても、体を冷やさず、胃腸をいたわる生活をすることで「脾」が作るエネルギーで「腎精」を高めていくことができるのです。体を温め、消化にもいい鍋は、「脾」の働きをサポートする料理です。

主に「脾」の働きをサポートする鍋

P23 さんしょう香る麻婆豆腐
P27 スペアリブと冬瓜のカムジャタン風
P37 四川風薬膳火鍋
P41 アサリと豆腐、もやしの鍋
P43 あずきのだしがゆ
P45 ごはんきんちゃく入りサムゲタン
P51 豚肉とえのきのキムチ鍋
P61 タイとキャベツの蒸し鍋　梅しょうがだれ
P73 コチュジャン入りタッチム
P103 陳皮風味の海南チキンライス

もくじ

パート① 季節の養生とよくある悩み

季節の養生

よくある悩み

パート② 女性特有の悩みとメンタル

パート③ 養生スイーツと薬膳茶

◎本書の使い方

・1カップは200mℓ、大さじ1は15mℓ、小さじ1は5mℓです。
・本書で使用した土鍋は容量400～800mℓのものです。料理によっては炒めることができる土鍋かどうか確認してから調理してください。
・電子レンジの加熱時間は500Wの目安を記載しています。お使いの機種に合わせて加減してください。
・塩は精製されていないもの、しょうゆは濃口しょうゆ、酒は日本酒、酢は米酢です。
・「油」は特に表記のない限り、米油または菜種油（圧搾一番搾り）を使用しています。

食材ノート

本書によく出てくる薬膳食材を紹介します。乾物はまとめてもどして下ごしらえしておくと、日々の料理にとり入れやすくなります。

くこの実

なす科クコ属の果実を乾燥させたもの。ベリー系の甘みがある。「肝《かん》」や「腎《じん》」の「気《き》血《けつ》」を補って生命力アップ！ 目にいいとされるゼアキサンチンを豊富に含む。

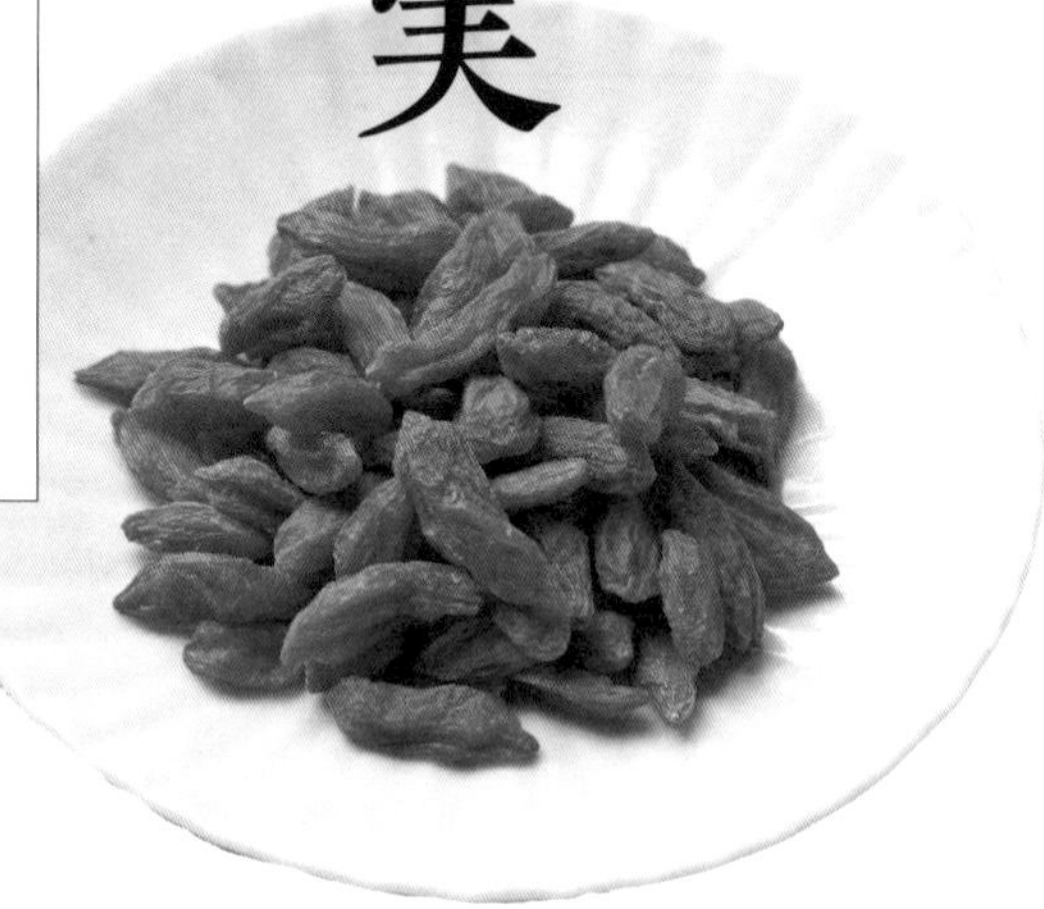

くこの実の酢漬け

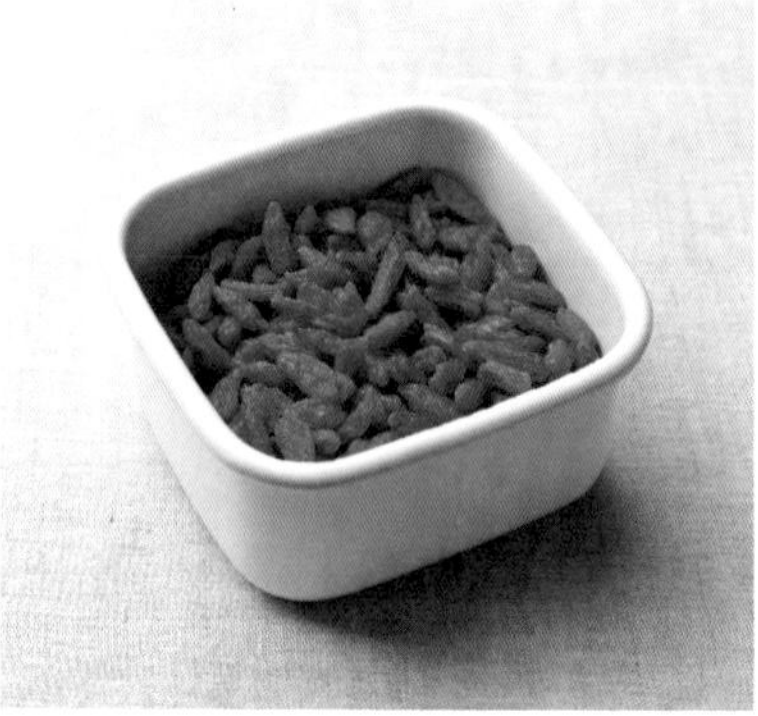

この本での使い方

本書では酢漬けにしたものを使う。くこの実１００gをざるに入れて熱湯にとおしてから、水¼カップと酢大さじ1を加える。

鍋料理　養生スイーツ　薬膳茶

◎すぐに使いたいときは？
ひたひたのぬるま湯に20分ほど浸してもどしたものを使ってもかまいません。

なつめ

クロウメモドキ科のなつめの果実を乾燥させたもの。1日3個で医者いらずといわれる。ミネラルがとれ、造血作用、精神安定作用、肌色を明るくするとされる。

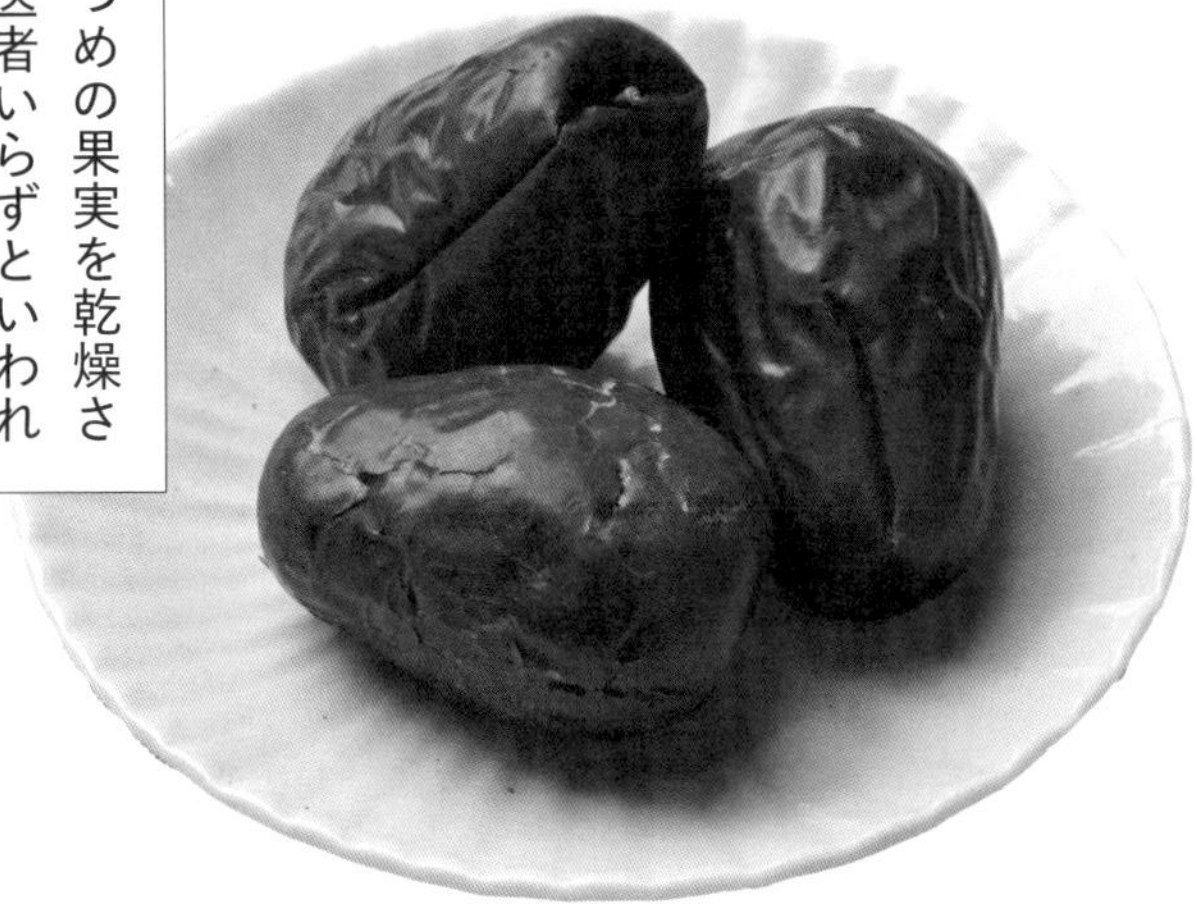

塩なつめ

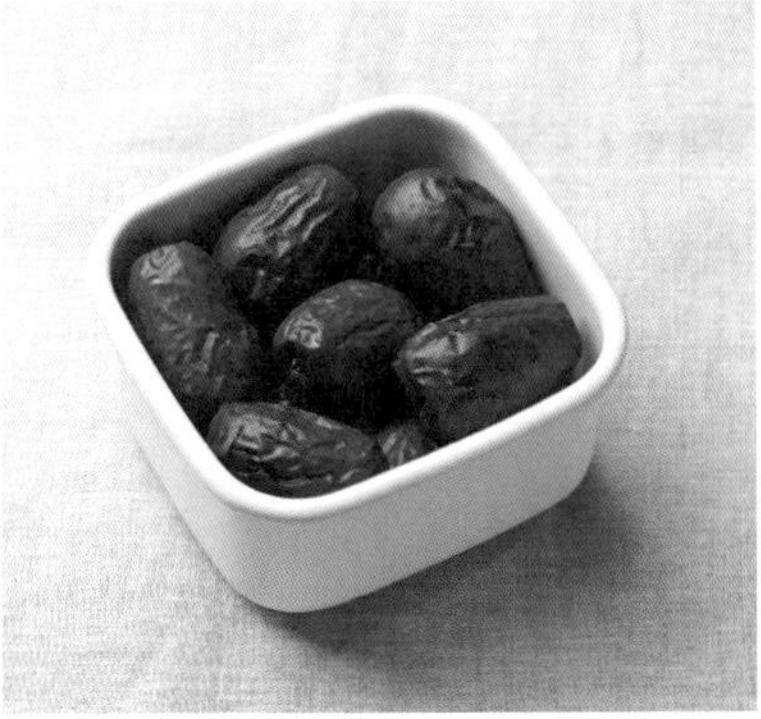

この本での使い方
本書では、ようじで数カ所に穴を開けて10分ほどゆで、軽く塩をふったものを使う。

鍋料理
養生スイーツ
薬膳茶

本書で使っているのは「紅なつめ」「大なつめ」と呼ばれる中がしっとりしたタイプです。
※とがったタネに注意。

食材ノート

キクラゲ、白キクラゲはもどしてから、必ず火をとおしてお召し上がりください。

キクラゲ

キクラゲ科のきのこを乾燥させたもの。余分な熱をとり、「血《けつ》」を浄化し、血流をスムーズにする。コリコリした食感が特徴。骨に役立つビタミンDがとれる。

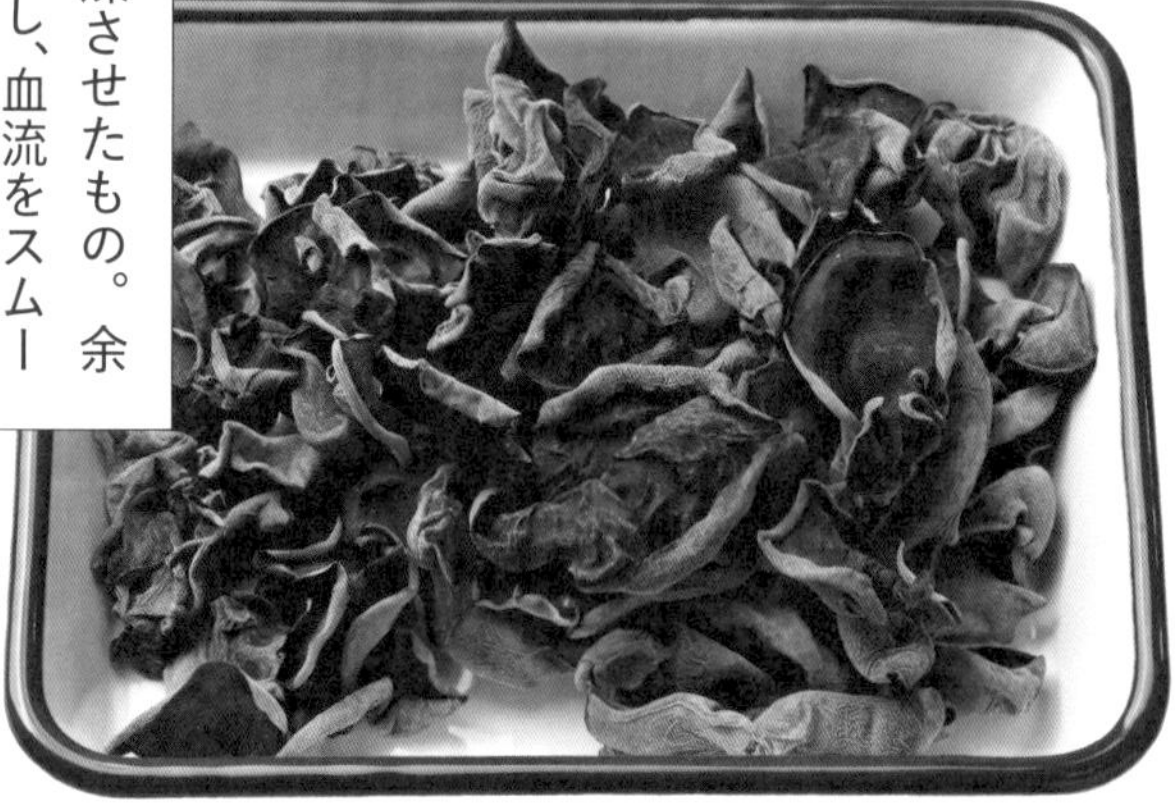

もどしたキクラゲ

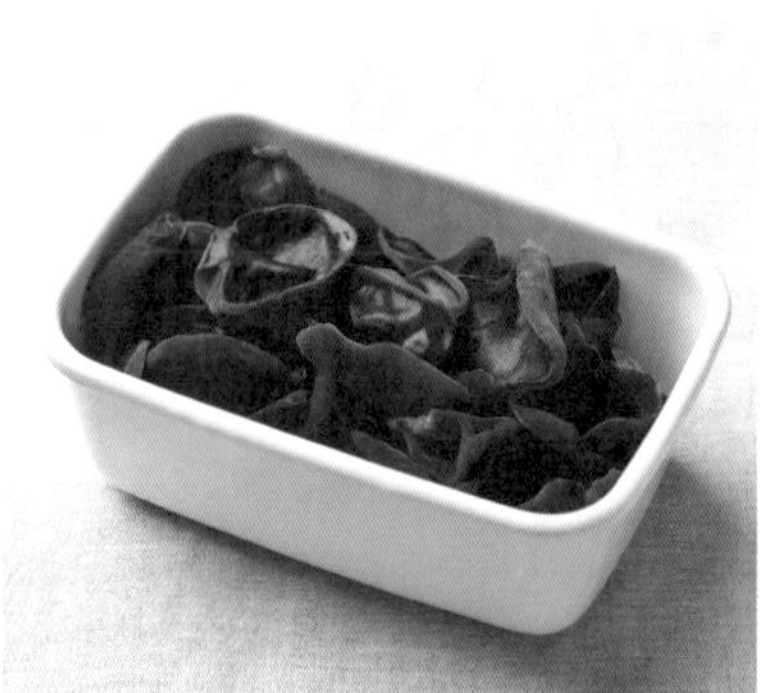

この本での使い方

たっぷりの水に15～20分ほど浸してもどして使う。乾燥3gをもどすと約20gになる。

鍋料理

まとめてもどして小分けにして、ラップに包んで冷凍保存しておくと便利です。

白キクラゲ

白キクラゲ科のきのこを乾燥させたもの。清の時代の宮中の美容デザート。体を潤す作用があるので美肌づくりや喉《のど》の不調にも使われる。とろっとした食感を楽しんで。

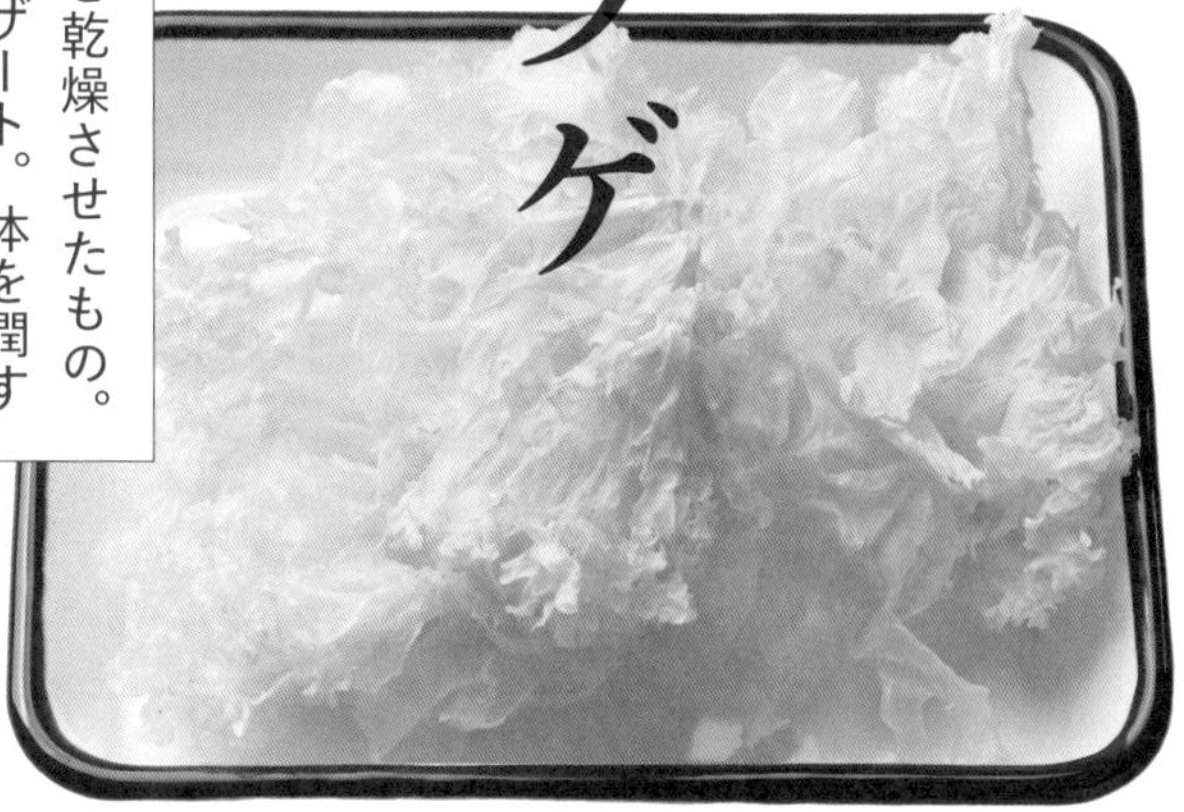

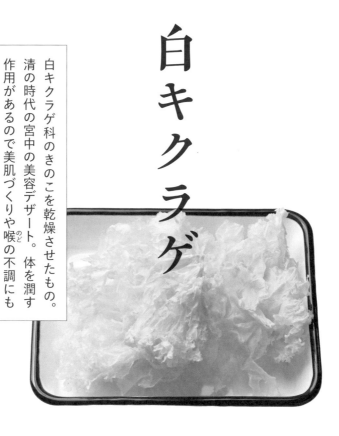

とろとろ煮

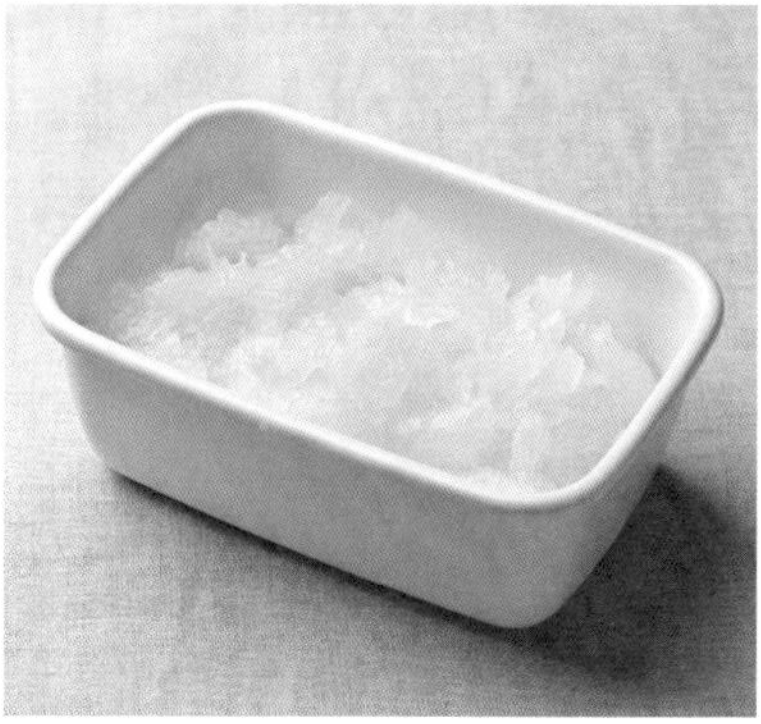

この本での使い方

本書では、やわらかく煮た「とろとろ煮」を使う。鍋にたっぷりの水と白キクラゲ乾燥15gを入れ、20分ほど浸してからひと口大に切る。鍋に水1Lと白キクラゲを入れて弱火で40分煮る。
＊圧力鍋で煮る場合は、水を3カップにして、10分加圧する。

鍋料理　養生スイーツ

◎すぐに使いたいときは？
水に20分ほど浸したものを使ってもかまいません。とろとろ煮とは異なる歯触りが楽しめます。

食材ノート

塩あずきはサラダやスープに混ぜても。
もどした陳皮は香りのアクセントとして使えます。

あずき

むくみ解消&デトックス食材。水分代謝を高めて、余分な水分を排出する働きも。「血《けつ》」をきれいにし、滞りも改善する。

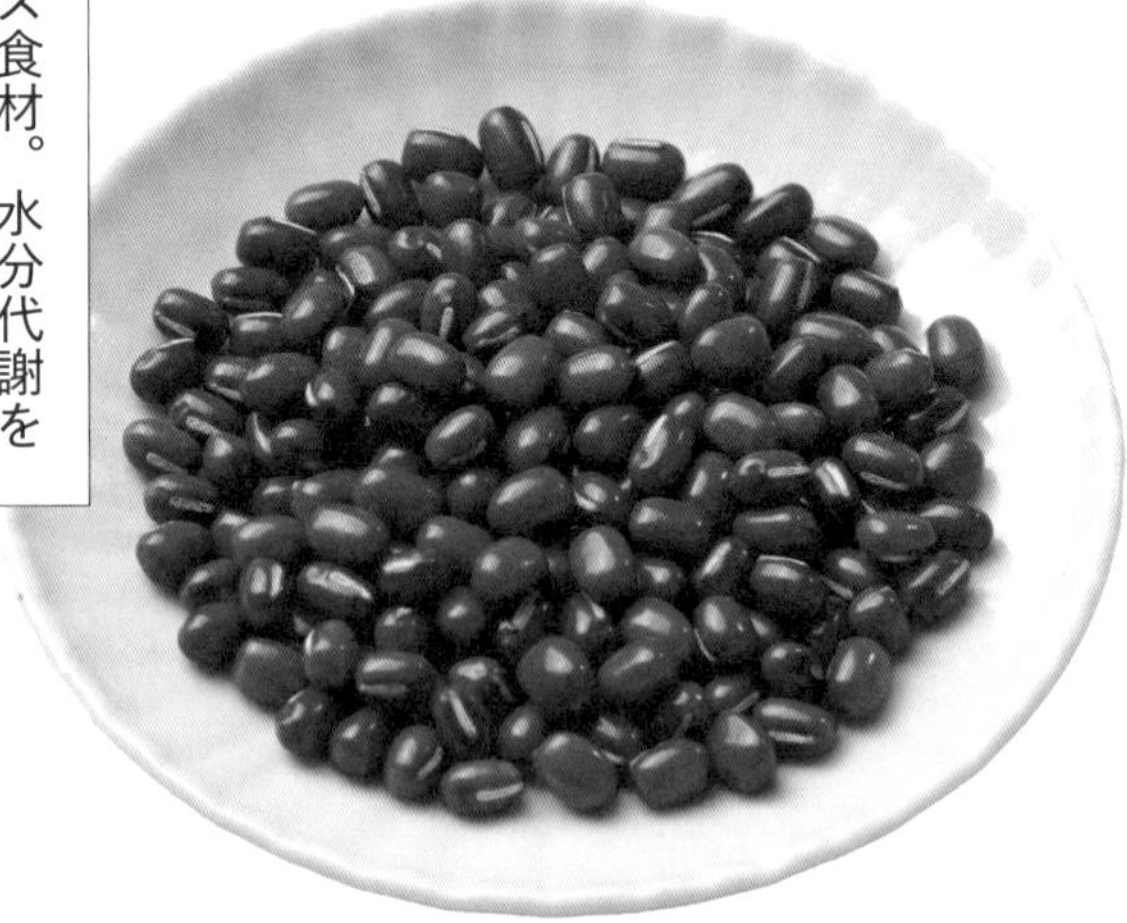

塩あずき

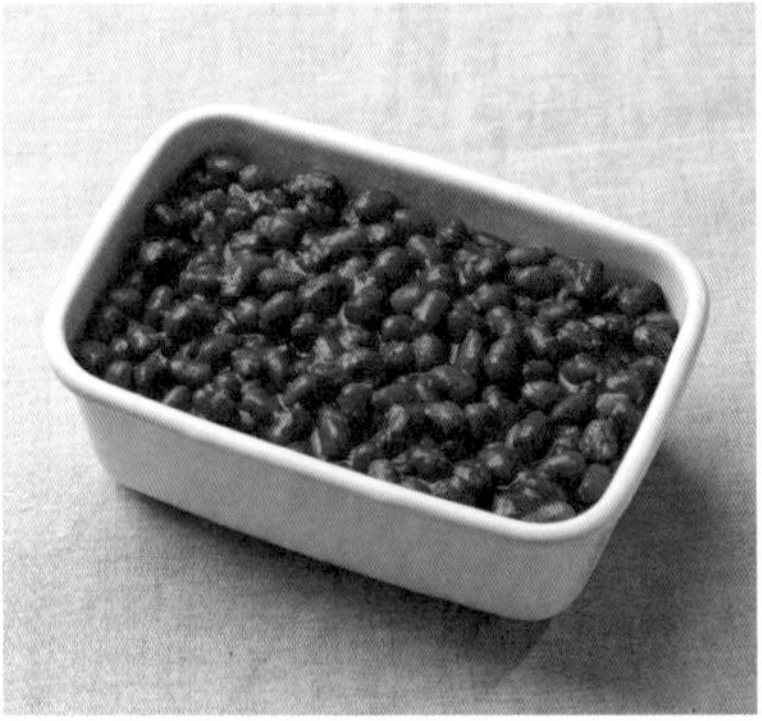

この本での使い方

本書ではゆでたあずきに塩を加えた「塩あずき」を使う。あずき乾燥250gを洗い、3倍の水に浸して冷蔵庫に24時間置く。鍋にもどし汁ごと入れてふたをして、強火にかける。煮立ったら弱火にしてふたをして30分ほど煮て塩小さじ½をふる。

鍋料理

養生スイーツ

◎そのままゆでてもOK
浸水しないで乾燥豆のままゆでてもかまいません（1時間ほど）。やりやすい方法で作ってください。

陳《ちん》皮《ぴ》

乾燥させたみかんの皮。さわやかな柑橘の香りとほのかな苦みが特徴。エネルギーのめぐりをよくして、リラックス効果がある。消化不良や咳《せき》の改善にも◎。

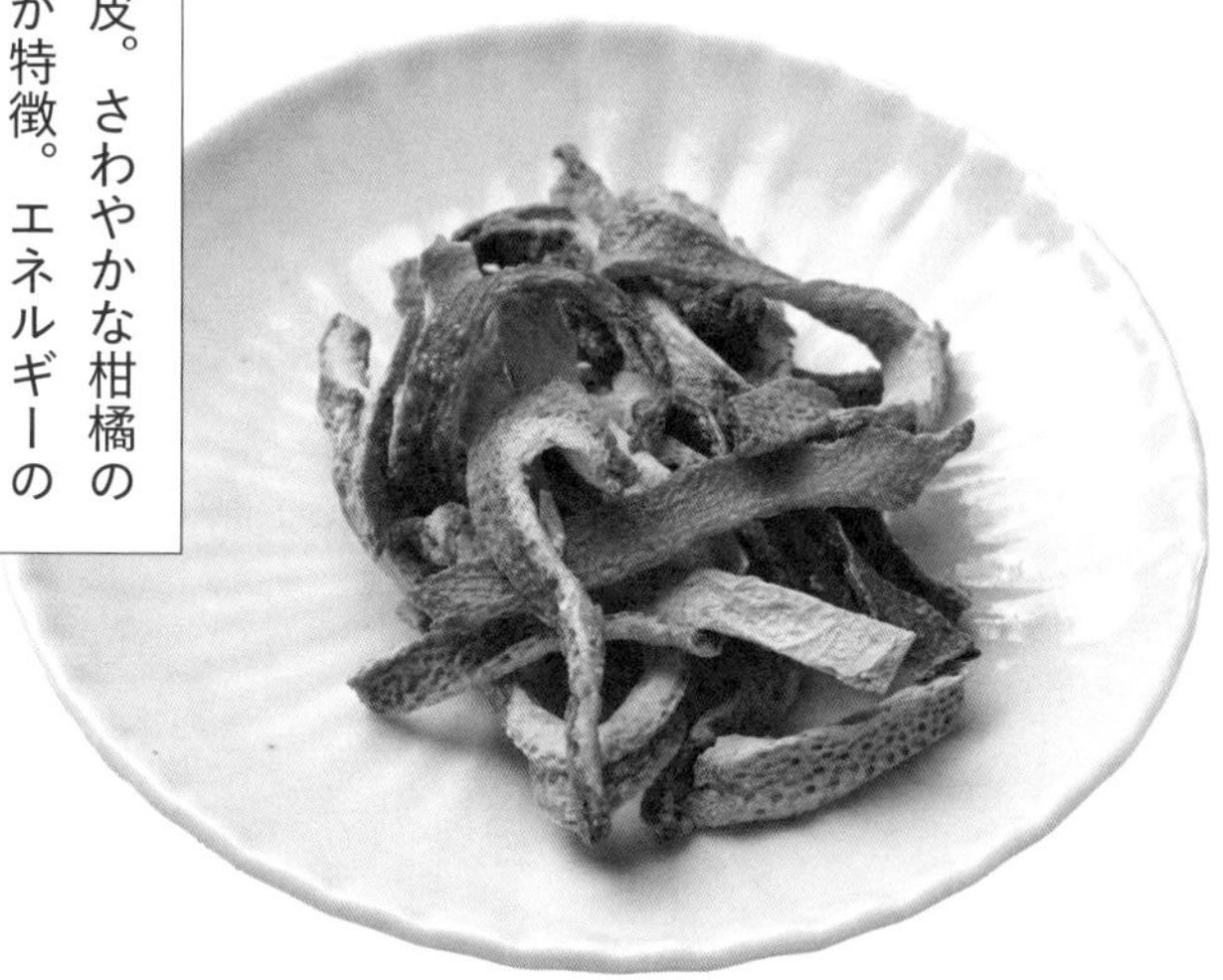

もどした陳皮

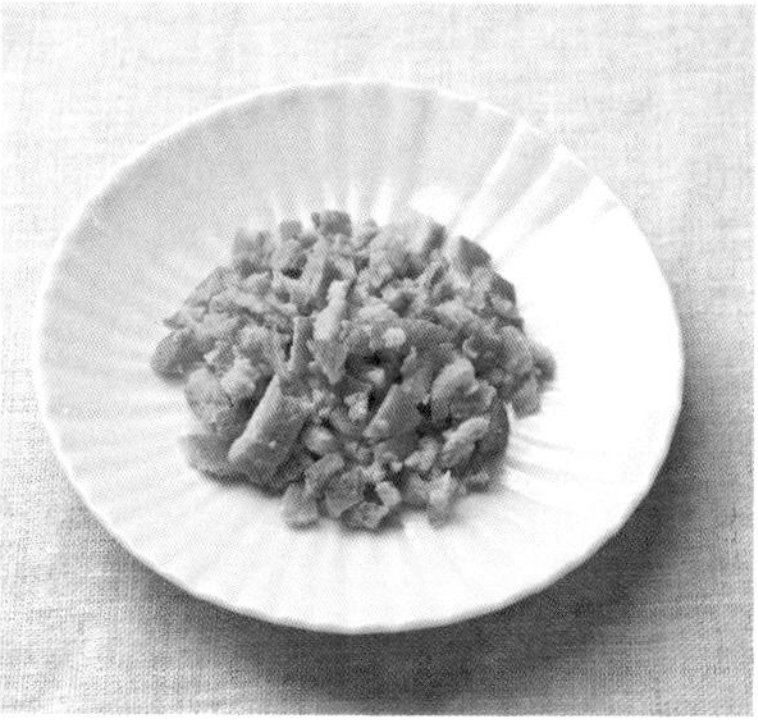

この本での使い方

本書ではぬるま湯に浸し、もどしたものを刻んで使う。
※薬膳茶は乾燥のまま用いる。

鍋料理　薬膳茶

温州みかんの皮をよく洗って乾燥させると、自家製の陳皮が作れます。

にんにく・しょうが

薬膳ではにんにく、しょうがをよく使うので、時間のあるときにまとめてこのように仕込んでいます。

しょうがはすりおろし、ラップでシート状にして冷凍庫へ。私は5g（小さじ1相当）を目安に、パキパキ割って使っています。チューブのおろししょうがでもOK！

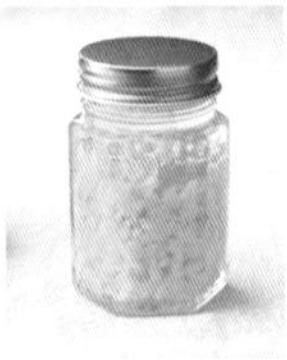

みじん切りにしたにんにくをオイル漬けにしておくと便利です。オイルの表面からにんにくが出ないように油を入れてください。

発酵調味料

韓国や中国の発酵調味料を使うと鍋の味のバリエーションが広がります。

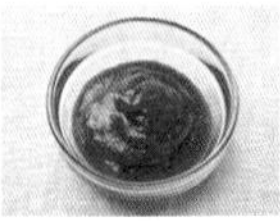

コチュジャン
朝鮮半島発祥の唐辛子みそ。辛みと甘みがある。

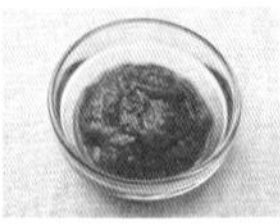

豆板醤（トウバンジャン）
そら豆が原料の中国の唐辛子みそ。塩辛く酸味もある。

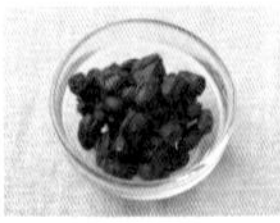

豆豉（トウチ）
大豆を発酵させて干したもの。刻んで調味料にする。

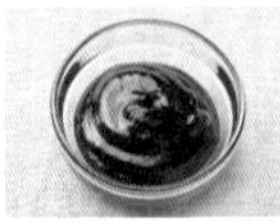

甜麺醤（テンメンジャン）
小麦粉にこうじを加えて発酵させた甘みそ。

・だしのこと・

冷蔵庫にひと晩置いた①②の水だしを愛用しています。
顆粒和風だしを使ってもOK！

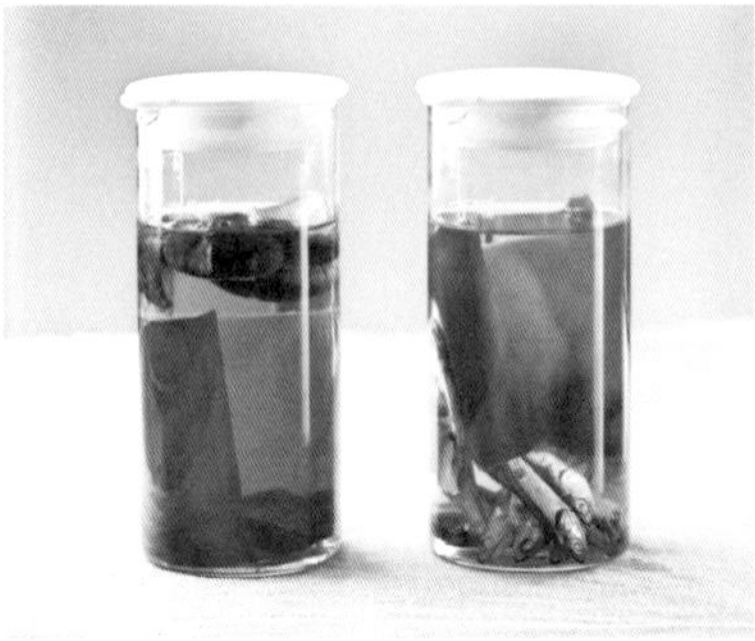

①煮干しと昆布のだし
水1L＋煮干し20g＋昆布10g
②干ししいたけと昆布のだし
水1L＋干ししいたけ3~4個(15g)＋昆布10g

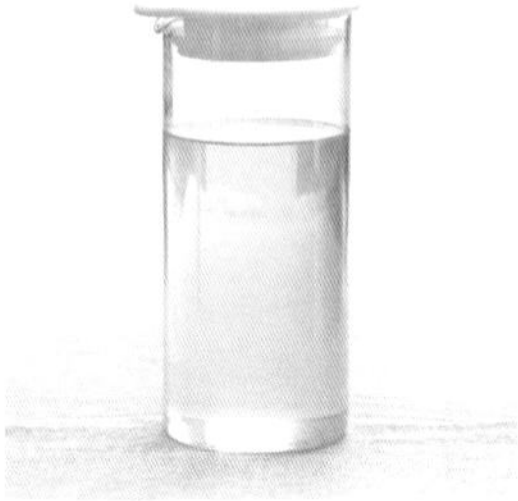

③カツオと昆布のだし
昆布5~8g＋削り節10~15gに熱湯500mℓを注ぎ、そのまま冷めるまで置いてこす。
＊電子レンジで3分30秒加熱し、冷めてから使ってもOK。

※鶏がらだし・コンソメスープは顆粒だしのもとで作ります。

パート① 季節の養生とよくある悩み

キャベツと香味野菜で春をおだやかに過ごす

春は芽吹きの季節。人の体も蓄えていたエネルギーをめぐらせて活発になっていきます。春にいたわりたいのが五臓の「肝《かん》」。山菜やアスパラガスなどの若芽や、セロリ、パセリ、セリなどのさわやかな香りは、「肝」の仕事である全身の「気」をめぐらせる働きをサポートしてくれます。キャベツとエネルギーを補う鶏肉とのとり合わせで体力アップ！　キャベツのビタミンやうまみ成分は熱に弱いので、さっと煮てスープごと味わいましょう。

養生アドバイス

サフランはアヤメ科サフランの花のめしべを集めた高価なスパイス。エキゾチックな芳香で、鮮やかな黄色の色素成分があります。生薬としても使われています。心を落ち着かせる効果や血流をよくする作用があるといわれ、心身がゆらぎやすい春におすすめです。

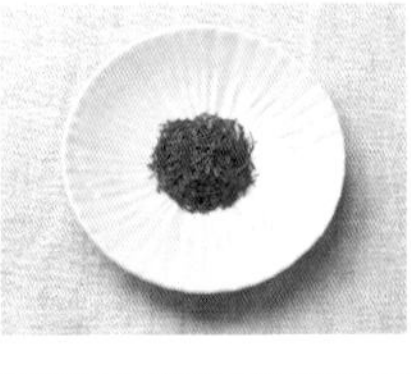

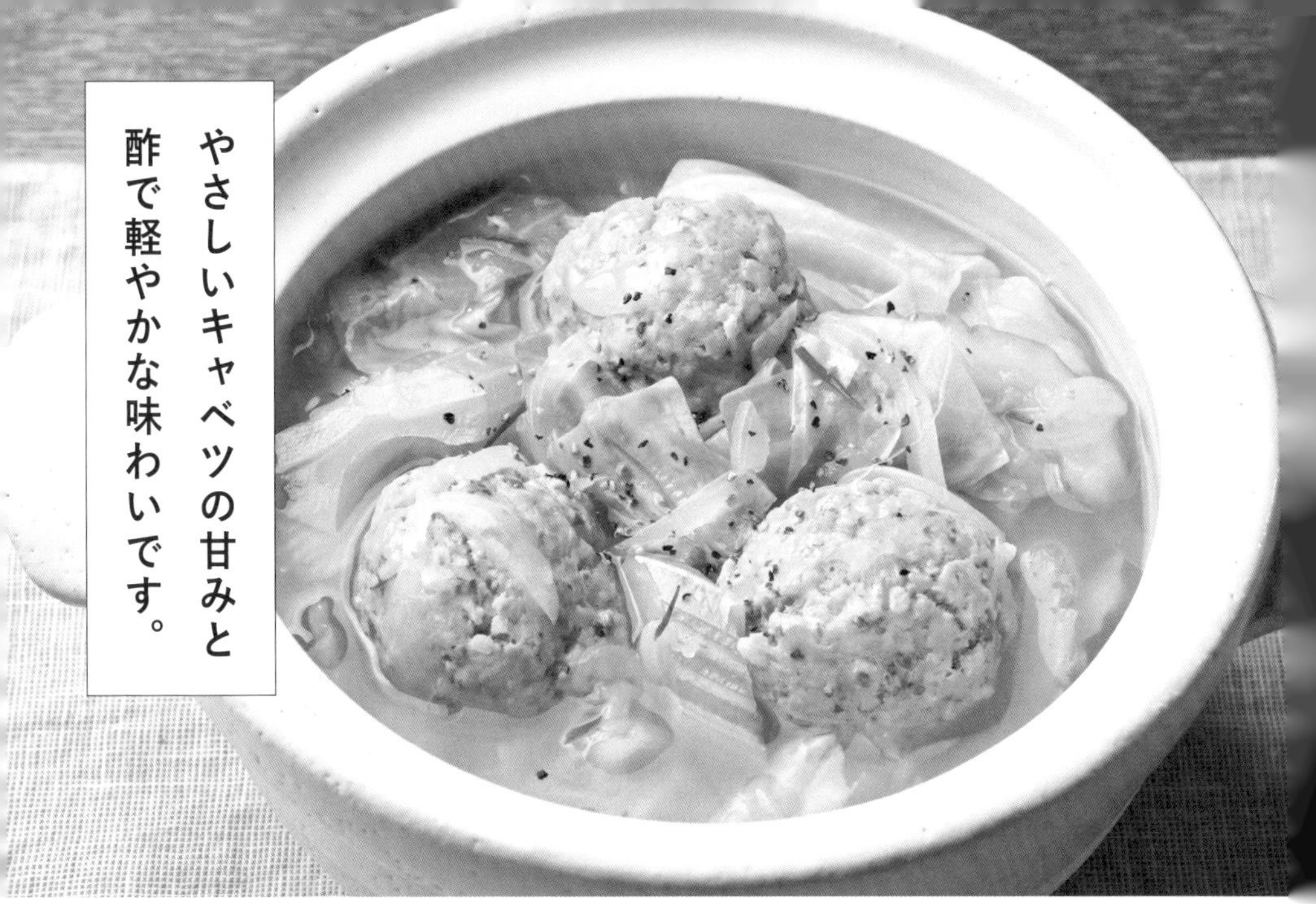
やさしいキャベツの甘みと
酢で軽やかな味わいです。

鶏つくね
キャベツとセロリのビネガー鍋

材料：1人分

つくね
- 鶏ひき肉　100g
- 塩・こしょう　少々
- パセリ（みじん切り）小さじ2

キャベツ（大きめのざく切り）100g
玉ねぎ（薄切り）¼個
セロリ（斜め薄切り）50g
オリーブ油　大さじ1
水　1と½カップ
サフラン（P20）ひとつまみ
顆粒コンソメスープのもと　小さじ1と½
塩　小さじ¼
酢　大さじ1
黒こしょう　適量

作り方

❶鶏ひき肉は塩、こしょうを加えて粘りが出るまで混ぜ、パセリを加えて軽く混ぜる。
❷鍋にオリーブ油と玉ねぎを入れて弱火で炒める。分量の水、コンソメスープのもと、サフランを加えて煮立ったらセロリを入れる。**1**の鶏肉を丸めながら加え、5分ほど煮る。
❸キャベツを加えてさっと煮て塩で調味する。
❹酢を回し入れ、黒こしょうをふる。

◎炒めOKの土鍋を使うこと。

辛みのある食材で汗をかき余分な水分を追い出して

梅雨は、真夏と違ってまだ汗をしっかりかくことができません。水分代謝が悪くなり、水の滞りからむくみやだるさが生じた状態を「水毒《すいどく》」と呼びます。毎年、梅雨に体調不良やメンタル不調になる人は「水毒」がたまりやすいタイプかも。発汗作用のある長ねぎ、しょうが、にんにく、赤唐辛子、花椒《ホワジャオ》（P37参照）で「水毒」を追い出しましょう。冷たいものは控えめに。温かくて消化のしやすい食事を心がけてください。

養生アドバイス
きゅうり、とうもろこし、冬瓜《とうがん》、なす、わかめ、あずき、はとむぎ、メロン、スイカも梅雨のおすすめ食材です。

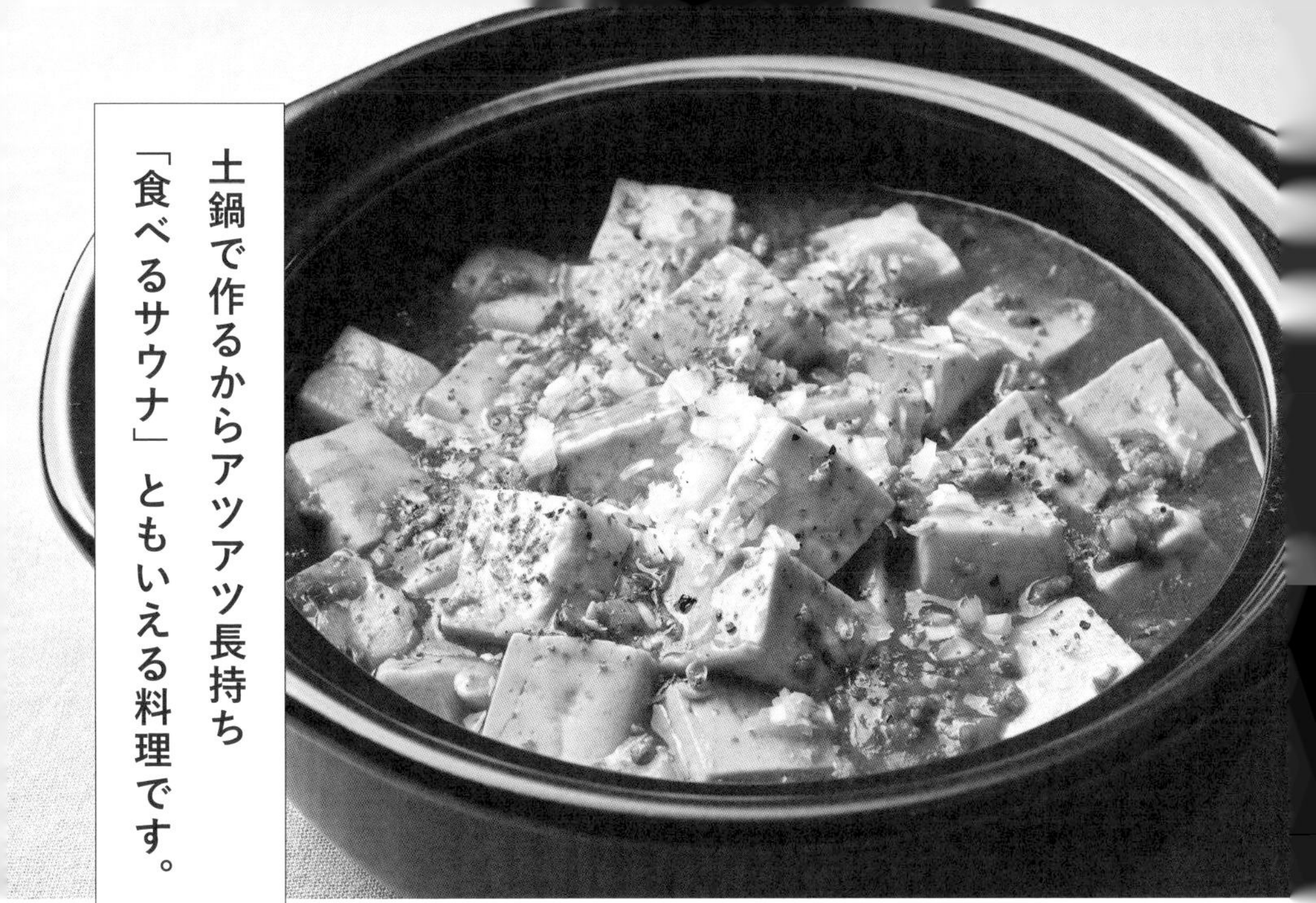

土鍋で作るからアツアツ長持ち「食べるサウナ」ともいえる料理です。

さんしょう香る麻婆豆腐

材料：1人分×2回
もめん豆腐（水切りする／1.5cm角に切る）1丁（300g）
牛豚ひき肉　50g
長ねぎ（みじん切り）½本
おろししょうが　小さじ1
刻みにんにく　小さじ2
ごま油　大さじ2
麻婆だれ　大さじ2
水　⅔カップ
水溶き片栗粉（片栗粉大さじ1・水大さじ1）
花椒パウダー（または粉さんしょう）適量
ラー油　適量

作り方
❶鍋にごま油、長ねぎ（仕上げ用に少し残す）、しょうが、にんにくを入れて弱火で炒める。香りが立ってきたらひき肉を加えて炒める。
❷麻婆だれを加え、分量の水を注ぎ、豆腐を加えて中火にかけ、煮立ったら弱火にして3分煮る。
❸水溶き片栗粉を回しかけ、豆腐が崩れないように鍋底から大きく混ぜる。
❹残りの長ねぎ、花椒、ラー油を加える。

◎炒めOKの土鍋を使うこと。

【麻婆だれ】
酒　大さじ1
しょうゆ　小さじ2
豆豉（みじん切り）小さじ2
豆板醤　小さじ1
甜麺醤　小さじ1

作り方：たれの材料を混ぜ合わせる（冷蔵庫で1週間ほど保存可能）。この割合を参考に多めに作っておくと野菜炒めなどに活用できます。

野菜たっぷりの鍋で早めの夏対策を

立夏を過ぎたらいたわりたいのが、五臓の「心《しん》」です。暑さで体温が上昇すると、皮膚から熱を放出させようと心拍数を上げるため、「心」に負担がかかり、動悸、息切れ、胸の痛み、熱中症などのリスクが高まります。夏は血のめぐりをよくし、「心」をサポートするイワシがおすすめ。じゃが芋、トマト、なすと鍋にすると抗酸化ビタミンがしっかりとれます。動脈硬化予防の働きのあるカリウムが補えるのも魅力です。

養生アドバイス

パプリカは中南米原産のなす科の多年草。乾燥させて粉末状にしたのがパプリカパウダー。唐辛子の仲間で赤い色をしていますが、辛みはなくほのかに甘酸っぱさを感じさせる独特の香りがあります。色素成分には抗酸化作用も。

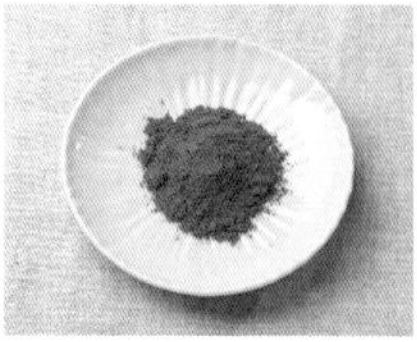

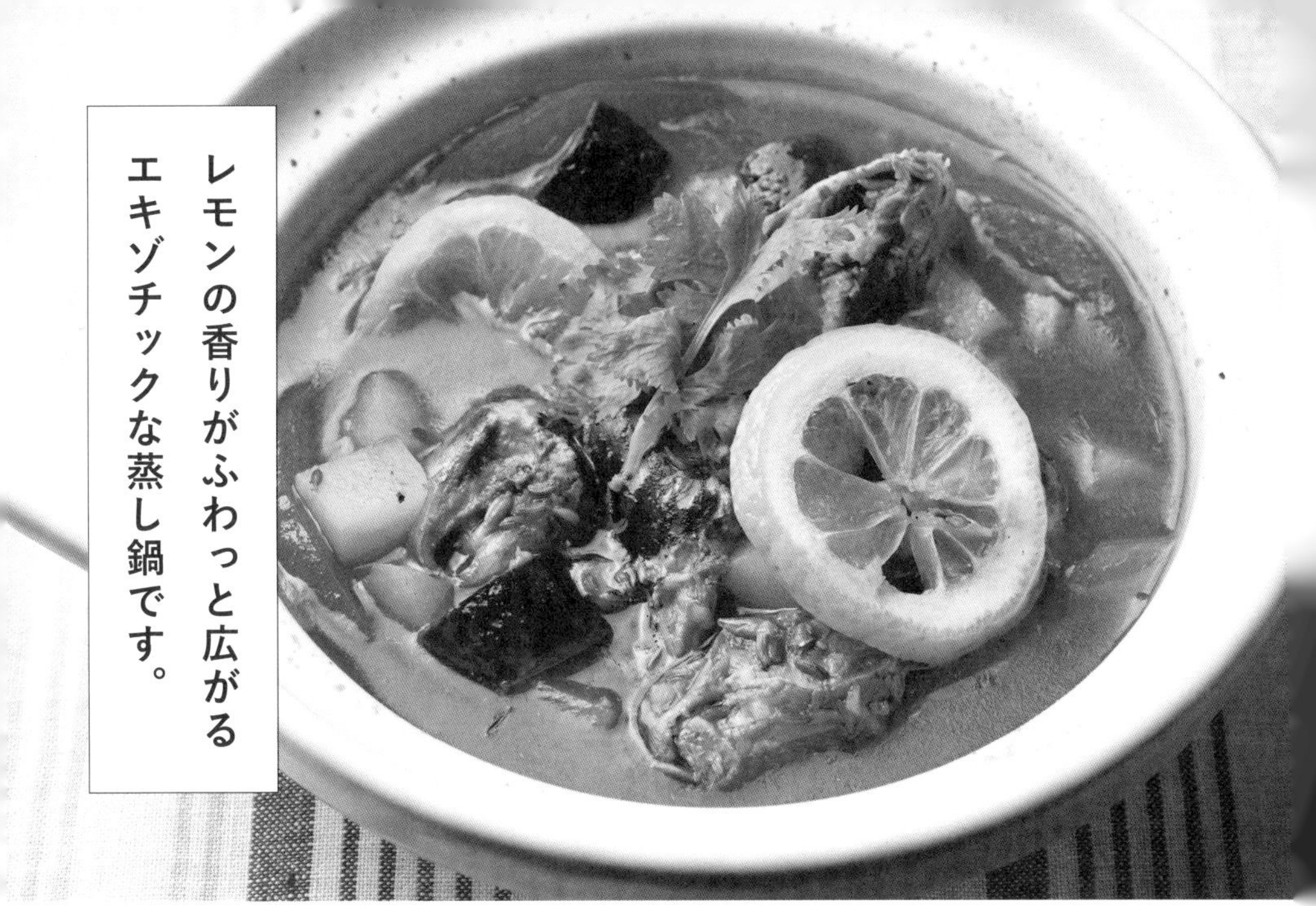

レモンの香りがふわっと広がる
エキゾチックな蒸し鍋です。

イワシのモロッコ風トマト鍋

材料：1人分
イワシの水煮缶　1缶
トマト（輪切り）1個（100g）
なす（1cm角に切る）1本
じゃが芋（1cm角に切る）小1個
A（混ぜ合わせる）
- クミンシード　小さじ1
- パプリカパウダー　小さじ½
- 塩　ひとつまみ
- 水　大さじ1
- 酒　大さじ1
- オリーブ油　小さじ2
- 刻みにんにく　小さじ1

レモンの輪切り　2枚
パクチー（ざく切り）適量

作り方
❶鍋にトマトを敷き、なす、じゃが芋、イワシの水煮缶を缶汁ごと加え、Aを回しかける。
❷ふたをして弱火にかけ、湯気が立ったらレモンを加える。
❸再びふたをして弱火で10分ほど加熱し、全体を混ぜてパクチーをのせる。

肉や魚のグリルに合う！
「手作りミックススパイス」
パプリカパウダー　10g
チリパウダー　2g
ガーリック（顆粒）5g
クミンパウダー　3g
塩　20g
作り方：すべての材料を保存瓶に入れてふたをしてよくふる。

夏の薬膳スープの主役・冬瓜《とうがん》で水分の代謝バランスを整える

夏に体を冷やすと、「脾《ひ》」という消化システムが弱くなり、食欲低下、だるさ、むくみなどに悩まされます。「脾」は食べ物の消化吸収だけでなく水分の吸収もコントロールしているので、機能が低下すると夏バテの原因に。「夏の薬膳スープ」の主役は冬瓜です。体の熱をとり、暑さで奪われる水分をおだやかに補いながらも、カリウムを比較的多く含むため、余分な水分を排泄します。消化を助ける青じそをたっぷり添えていただきましょう。

養生アドバイス

冬瓜は冬の瓜と書きますが、最盛期は７～９月。乾燥した皮は「冬瓜皮《とうがひ》」としてむくみをとる漢方薬に用いられています。皮に薬効があるので、料理するときは少し青みを残すくらいに薄くむくようにしましょう。

スペアリブと冬瓜のカムジャタン風

材料：1人分

豚スペアリブ　2本（200～250g）
冬瓜（ワタを除き、薄く皮をむき、ひと口大に切る）ワタと皮つきで250g
長ねぎ（斜め切り）½本
油　小さじ2
A（混ぜ合わせる）
- みそ　大さじ1と½
- コチュジャン　小さじ2
- 刻みにんにく　小さじ2
- おろししょうが　小さじ1
- みりん　大さじ2

水　1カップ
青じそ（せん切り）5枚

作り方

❶スペアリブはざるにのせて熱湯をかける。キッチンペーパーで水けをふきとり、鍋に油を入れて弱火にかけ、スペアリブの両面を焼く。
❷Aを分量の水で溶き混ぜて1に加えて中火にかける。
❸煮立ったら弱火にしてふたをして25分ほど煮る。
❹冬瓜、長ねぎを加えてふたをしてさらに15分ほど煮る。
❺火を消し、青じそをのせる。

◎炒めOKの土鍋を使うこと。
◎しめはごはんがおすすめ。黒酢をかけるとさらにおいしい。

豚肉に多く含まれるビタミンB1は、ねぎやにんにくなど臭気成分のアリシンと一緒にとると、スタミナアップに効果的です。

冬瓜と骨つき肉で元気をチャージ！しその香りで食欲を刺激します。

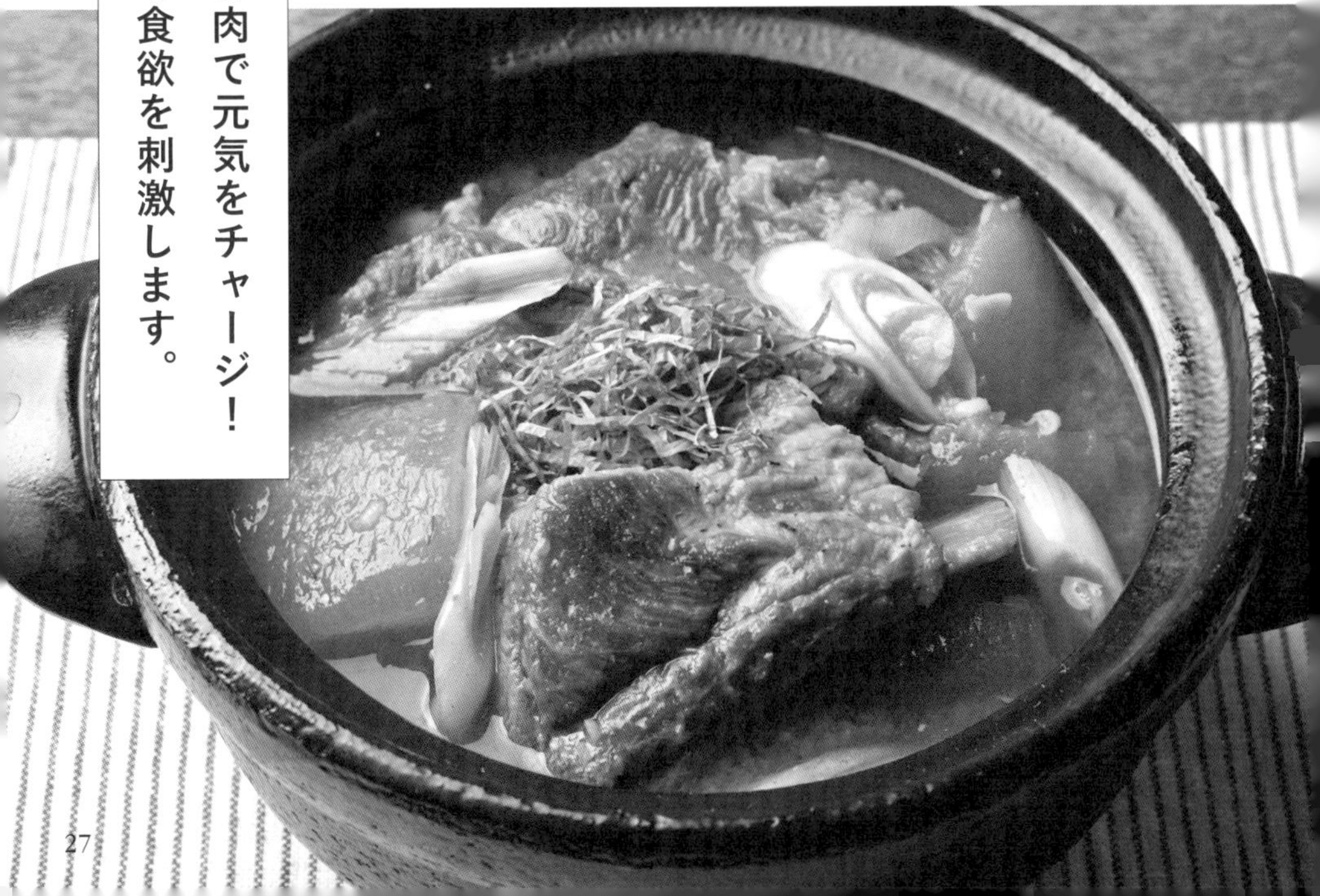

体を潤す白い色の食材で乾燥から守ることが大切

立秋を過ぎると少しずつ空気が乾燥してきます。いたわりたいのが五臓の「肺」。中国医学の「肺」は呼吸をサポートし、体表や粘膜を保護し、環境の変化や感染症から守るという役目を担っています。「肺」が乾燥すると、喉《のど》の痛みやから咳《せき》が出たり、感染症にかかりやすくなったり、肌のしわや髪のパサつきが気になってきます。「肺」を守る食材の筆頭は白キクラゲ、長芋（山芋）などの白い色の食材です。水分も適度にとれる鍋料理で体に潤いを与えましょう。

養生アドバイス

薬膳で長芋は、「山薬《さんやく》」という生薬として疲れやすい人、胃腸が弱く下痢しやすい人、更年期症状に悩んでいる人などに幅広く用いられています。栄養学的にも、たんぱく質の消化吸収を助けるネバネバ成分のムチン、ビタミン類、カリウムなどのミネラル、食物繊維をバランスよく含む滋養食材です。

タラと大根、白キクラゲの鍋

材料：1人分

生タラ（食べやすく切る）　1切れ
大根（1cm角の拍子木切り）150g
白キクラゲのとろとろ煮（P15）約100g
かいわれ菜　½パック
とろろ昆布　5g
水　1と½カップ
酒　大さじ1
塩　少々
長芋（すりおろす）50g
ポン酢しょうゆ　適宜

作り方

❶鍋に分量の水、酒、塩、大根を入れて中火で3～4分煮る。
❷タラ、白キクラゲを加えて煮て、具材に火がとおったら、かいわれ菜、とろろ昆布を加えてひと煮する。
❸すりおろした長芋とポン酢しょうゆを添える。
◎しめはそうめんがおすすめ。しょうゆで味をととのえ、とろろ昆布をトッピングする。

秋の体をいたわる滋養食材。
タラや大根にとろろをからめながらどうぞ。

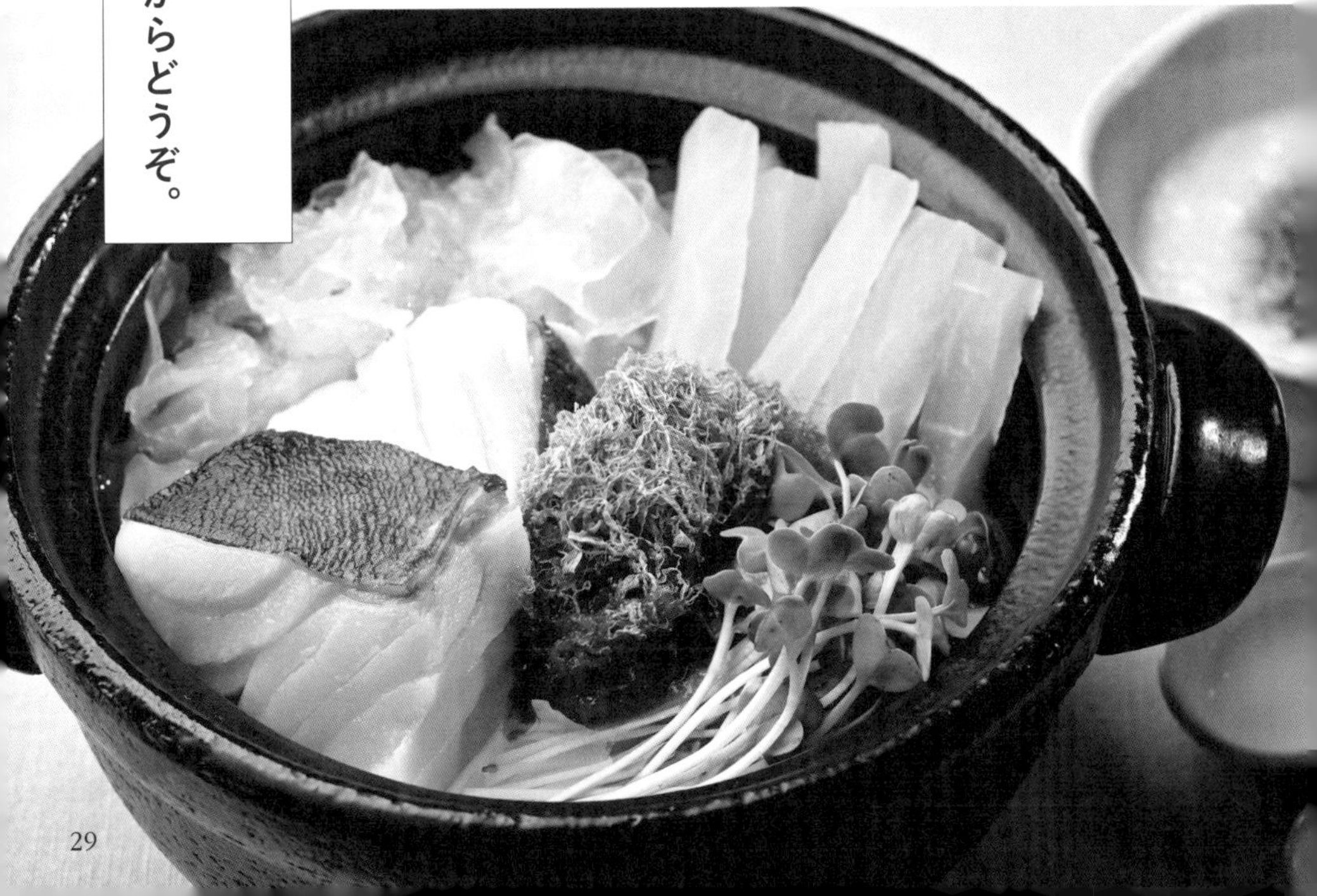

寒さで弱くなる「腎《じん》」を滋養して元気に冬を過ごす

冬にいたわりたいのは生命エネルギーのバッテリー電池といわれる五臓の「腎」です。「腎」に蓄えられている体を温めるパワーを「腎陽《じんよう》」といいます。寒さで「腎陽」に負担がかかると、手足の冷え、35・5℃未満の低体温、腰やひざの痛み、気分の落ち込みなどが出てきます。冬は体を温める酒かすや、血流をよくするサフランを使った具だくさんの鍋でポカポカに。不足がちな「腎陽」に滋養を与え、寒さに負けず元気に過ごしましょう。

養生アドバイス

酒かすは日本酒のもろみから酒を搾った残りで100種類以上の酵素を含みます。冷えに悩まされている人にはとくにおすすめの発酵食品です。たんぱく質とビタミンDを多く含むサケとの食べ合わせで美肌づくりもサポートします。

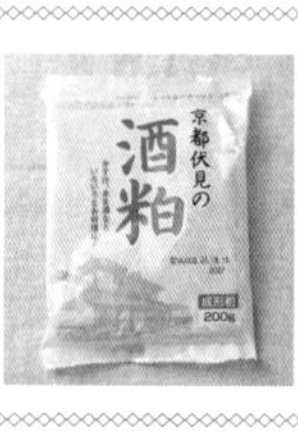

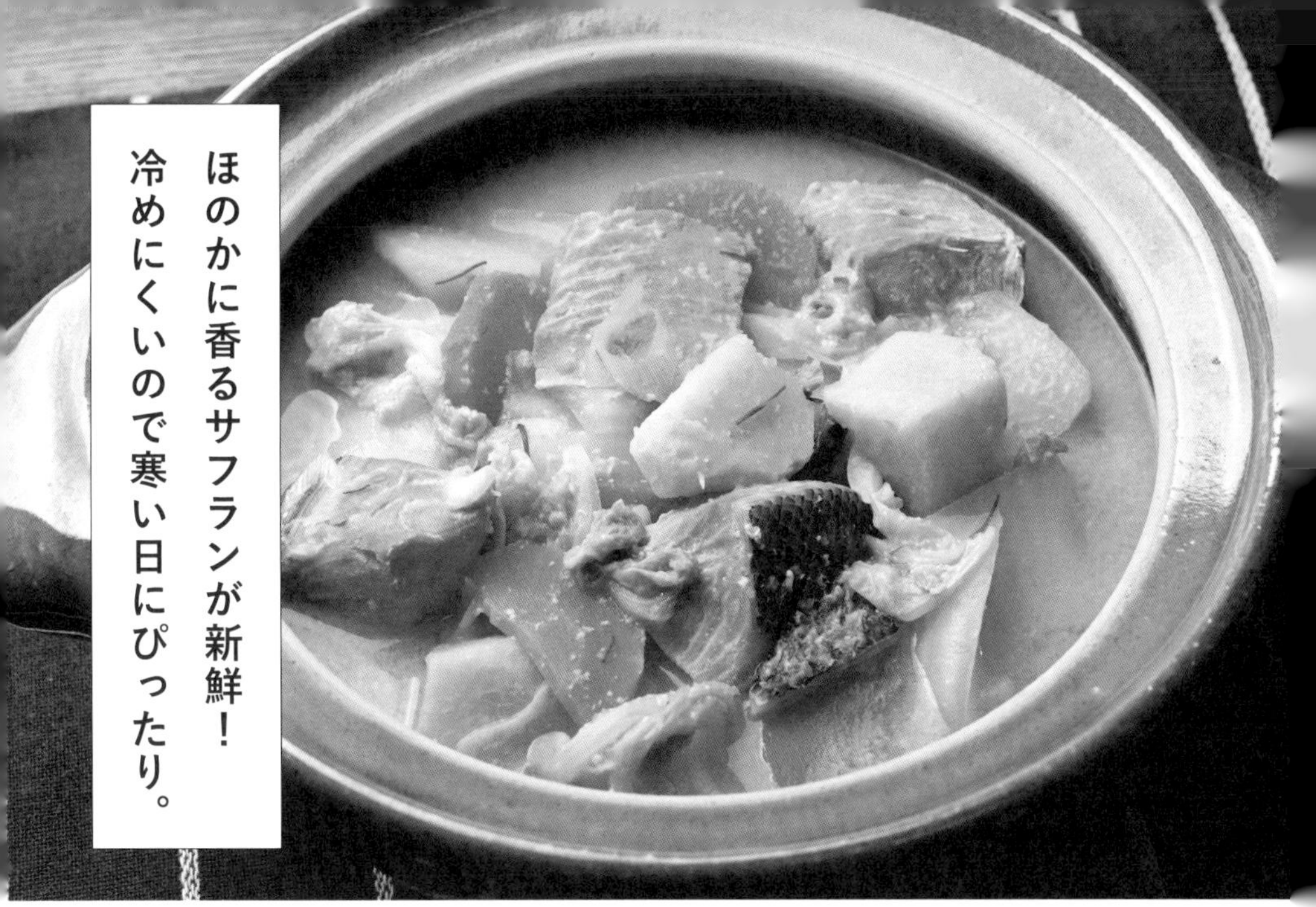

ほのかに香るサフランが新鮮！
冷めにくいので寒い日にぴったり。

サケの酒かす鍋　サフラン入り

材料：1人分

生サケ（ひと口大）1切れ
里芋（食べやすく切る）1個
にんじん（薄い半月切り）¼本
白菜（食べやすく切る）120g
長ねぎ（斜め切りにする）¼本
おろししょうが　小さじ1
カツオと昆布のだし　350mℓ
サフラン（P20）ひとつまみ
酒かす（板かす）25g
みそ　大さじ1と½

◎里芋のかわりに長芋を使ってもOK。

作り方

❶鍋にだしとサフランを入れて15分以上浸しておく。
❷1を中火にかけ、里芋、にんじんを入れ、やわらかくなってきたら、白菜、長ねぎを加え、3分煮る。サケ、しょうがを加える。
❸具材に火がとおったら酒かすとみそを「みそこし器」などで溶き混ぜる。

まとめて作ってストック！

「みそかす漬けのもと」

酒かす250g、みりん1カップ、酒1カップを混ぜてなじませる。やわらかくなったら白みそ500gを加えて泡立て器でなめらかになるまで混ぜて「みそかす漬けのもと」を作る。密閉容器に入れて冷蔵庫で保存。サケ2～3切れに「みそかす漬けのもと」大さじ4を塗り、ひと晩おいて焼く。

「水《すい》」と「血《けつ》」のめぐりを整え痛みをやわらげる

気圧や湿度の変化でさまざまな不調に悩まされていませんか？　中国医学では湿度が高くなると、体液のめぐりが滞り、そのせいで頭痛が起きると考えます。そんなときは体液のめぐりをよくする大根や、全身に栄養を届ける「血《けつ》」の循環を整えるとされるサバをとりましょう。血流改善が期待でき、女性特有の不調もサポート。また、サバや仕上げにひとかけする「えごま油」は、脳の栄養にもなる不飽和脂肪酸を豊富に含みます。

養生アドバイス
ふだんからストレスが強い人は、天候によって体調が左右されやすくなります。ストレス性の頭痛が気になる人は、「豚肉と大根、セロリのウーロン茶鍋」（P35）、「鶏肉とエビ、なすのレモン鍋」（P87）、「豚肉、セロリ、ごぼうのカレー」（P99）も参考にしてください。

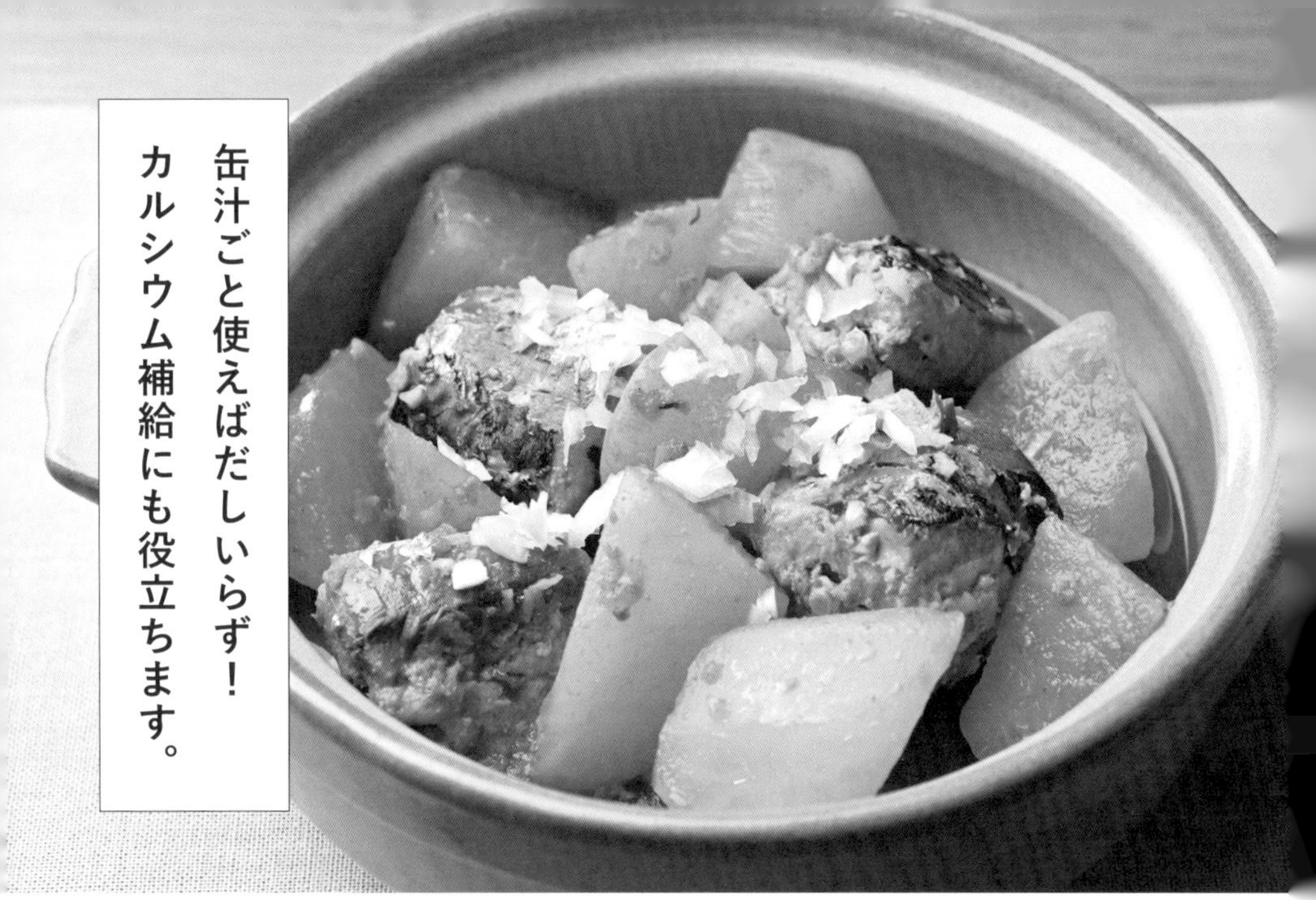

缶汁ごと使えばだしいらず！
カルシウム補給にも役立ちます。

サバ缶と大根のコチュジャン煮

材料：1人分×2回

サバの水煮缶　1缶
大根（ひと口大の乱切り）　300g
長ねぎ（みじん切り）　½本
刻みにんにく　小さじ2
おろししょうが　小さじ1
ごま油　小さじ2
コチュジャン　大さじ1
水　大さじ3
みりん　大さじ1
しょうゆ　大さじ1
白すりごま　大さじ2
えごま油　小さじ2

作り方

❶鍋にごま油、長ねぎ（仕上げ用を残しておく）、にんにく、しょうがを入れて弱火で炒める。
❷香りが立ったら、大根、水大さじ1（分量外）、コチュジャンを加えてからめながら炒める。
❸サバの水煮缶を缶汁ごと加え、分量の水、みりん、しょうゆを加えて中火にかける。煮立ったらふたをして弱火で大根がやわらかくなるまで8～10分煮る。
❹ふたをとって強火にし、白ごまを加えて混ぜながら煮汁を飛ばす。
❺残りのねぎを散らし、えごま油を回しかける。

◎炒めOKの土鍋を使うこと。

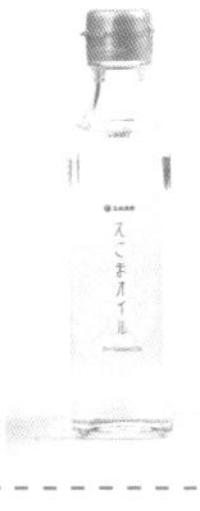

えごま油の原料は、しその仲間の荏胡麻《えごま》の種子。α－リノレン酸を多く含みます。加熱に弱い性質があるので食べる直前にかけて使いましょう。

香味野菜やお茶の香りでリラックスして肩の力を抜く

適度なストレスは生活にハリを与えてくれますが、過度な緊張状態が続くと「気」のめぐりが悪くなります。心と体はつながっているので、我慢状態が続くことで体のエネルギーの流れも滞ると考えます。これが首や肩の違和感や痛み、イライラや自律神経の乱れとしてあらわれます。そんなとき薬膳ではリラックス効果が高く、エネルギーのめぐりをよくする香味野菜や、すずらんのような香り成分を持つウーロン茶を鍋料理などに使います。

養生アドバイス

セロリの独特の香り成分・アピインやセネリンには精神を安定させる働きがあります。また、セロリの「気」のめぐりをよくする効果は葉のほうが強いといわれています。葉もゆでるとやわらかくなりますので、しっかりお召し上がりください。

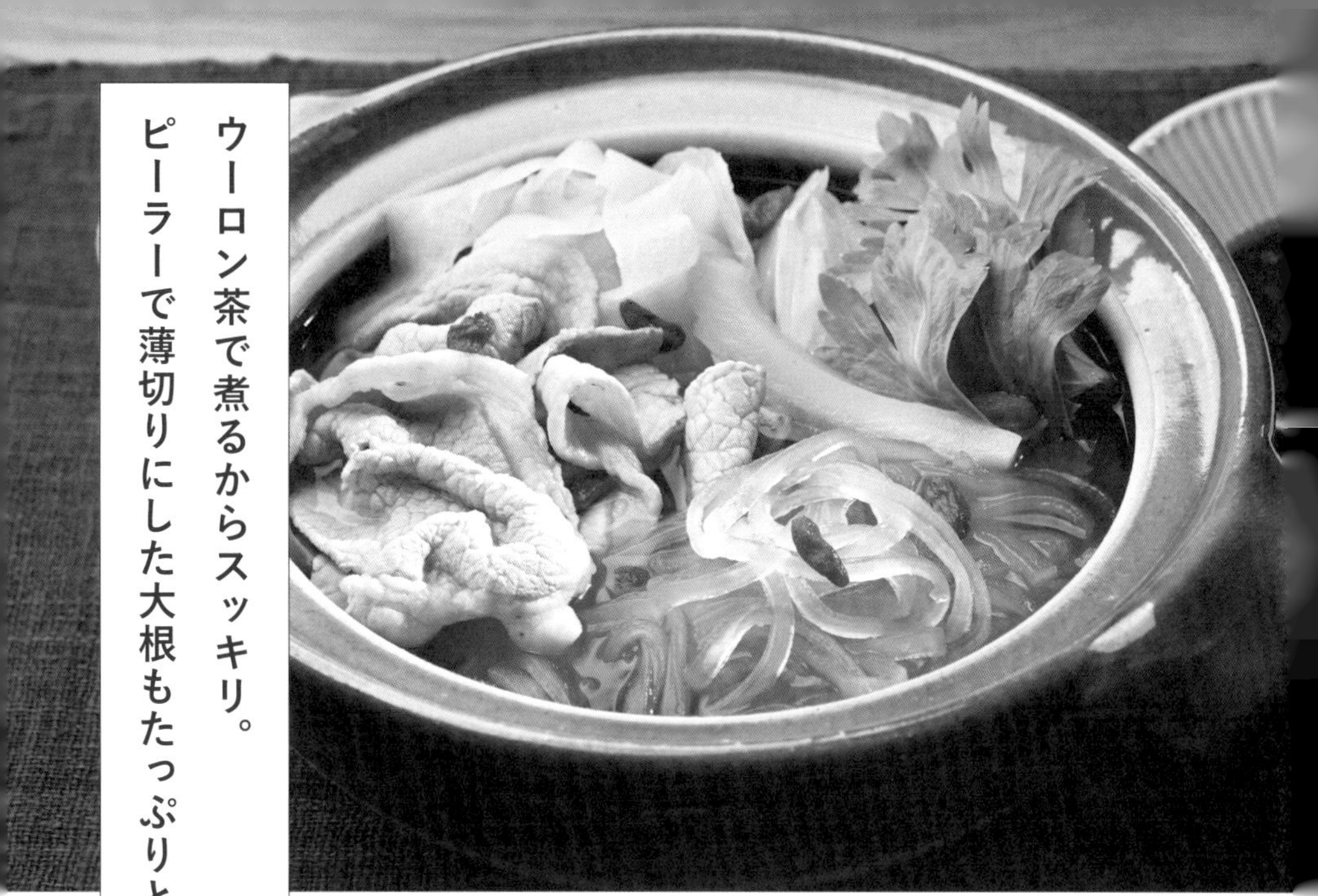

ウーロン茶で煮るからスッキリ。
ピーラーで薄切りにした大根もたっぷりと。

豚肉と大根、セロリのウーロン茶鍋

材料：1人分

豚ロースしゃぶしゃぶ用肉　100g
大根（ピーラーで薄切り）120g
セロリ（茎は斜め薄切り／葉はざく切り）1本（50g）
葛切り（ゆでてもどし、食べやすく切る）乾20g
ウーロン茶（ペットボトル飲料可）1と½カップ
くこの実（P12）小さじ1
香味だれ　適量

作り方

❶鍋にウーロン茶、くこの実を入れて中火にかけ、煮立ったら大根、セロリを加えて煮る。
❷葛切り、豚肉を加えて煮て、具材に火がとおったら香味だれを添える。

【香味だれ】（作りやすい分量）

しょうゆ　大さじ2
酢　大さじ1と½
みりん　大さじ1
ごま油　小さじ1
おろししょうが　小さじ1
長ねぎ（みじん切り）3cm分
陳皮（P17／あれば）乾1g

作り方：耐熱容器にみりんを入れて電子レンジで10秒加熱する。残りの材料を加えて混ぜる。

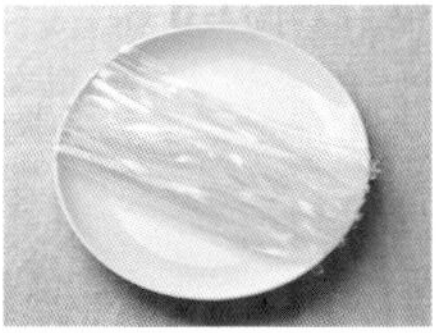

葛切りは葛粉を水溶きして煮詰め、かためて切ったもの。葛は体に潤いを与えながら、熱を冷ます働きがあります。

豆板醤《トウバンジャン》、豆豉《トウチ》、花椒《ホワジャオ》、シナモン、にんにく、しょうがで冷えとりを

中国医学では、冷えの原因のひとつは、体の消化システムである五臓の「脾《ひ》」の働きの低下と考えます。昔から、「おなかを冷やしてはいけない」といわれるのは、「脾」が食べたものをエネルギーに変える臓器だからです。火鍋に使う調味料や香辛料は「脾」の働きを高めて温める働きがあるものばかり。また、血流をよくして新陳代謝も高めるので温活にはぴったり。疲れやすく手足が冷たいとき、おなかの冷たさを感じたときは火鍋で体を温めましょう。

養生アドバイス
おなかを手で触ると、ひんやりと冷たく感じることはありませんか？「脾」の消化システムが低下すると、おなかが冷たくなります。むくみやすくなり、水のめぐりも滞ってしまいがちに。そんなときはたまった水分を代謝してむくみを改善するもやし、きのこを鍋料理の具材などに使うのがおすすめです。

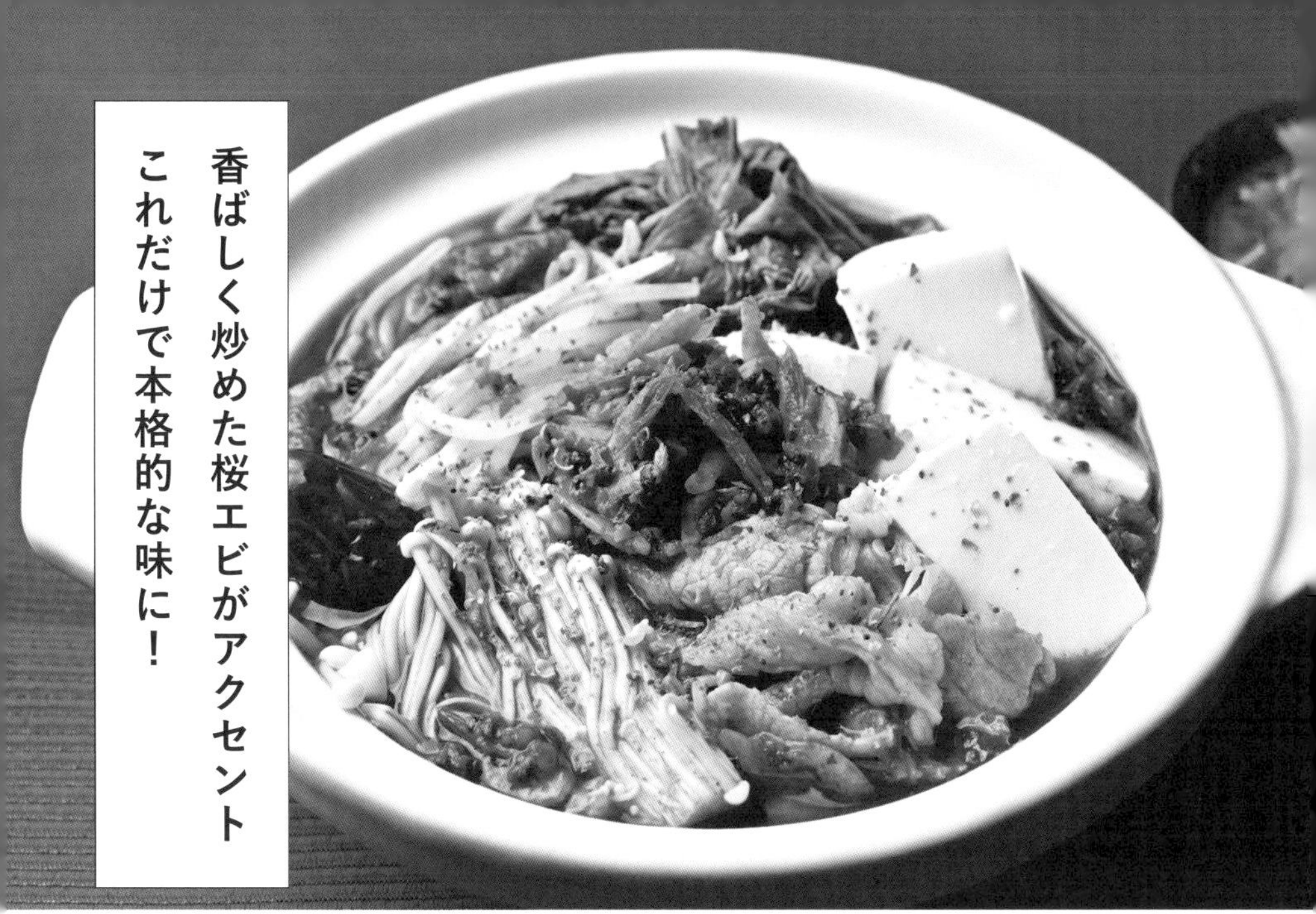
香ばしく炒めた桜エビがアクセント
これだけで本格的な味に！

四川風薬膳火鍋

材料：1人分×2回

豚バラ薄切り肉（食べやすく切る）100g
豆腐（4つに切る）¼丁
チンゲン菜（4cm長さ）150g
えのきだけ（根元を落としてほぐす）50g
もやし ½袋
A（合わせておく）
- 煮干しと昆布のだし 350mℓ
- なつめ（P13）1個
- くこの実（P12）小さじ1

ごま油 大さじ1
桜エビ 乾5g
豆板醤 小さじ2
豆豉（みじん切り）小さじ1
刻みにんにく 小さじ1
おろししょうが 小さじ2
しょうゆ 小さじ1
酒 大さじ1
花椒パウダー 小さじ¼
シナモンパウダー 小さじ⅙
パクチー（ざく切り）適量

作り方

❶鍋にごま油と桜エビを入れて弱火で2分ほど、焦がさないように炒める。豆板醤、豆豉、にんにく、しょうがを加えてさらに2分炒める。
❷Aを加えて中火にかけ、煮立ったら弱火にしてしょうゆ、酒を加えて2分煮る。花椒、シナモンを加えて混ぜる。
❸豚肉、豆腐、チンゲン菜、えのきだけ、もやしを加え具材に火をとおしパクチーを添える。

◎炒めOKの土鍋を使うこと。

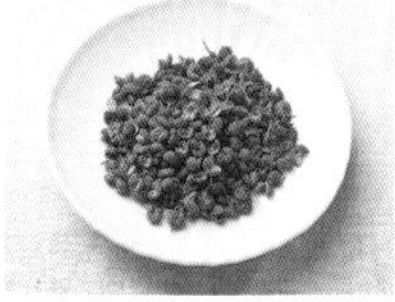

花椒《ホワジャオ》はピリッと辛い中国産のさんしょう。ホールを砕くかパウダーを使います。

薬膳で冷えといえば羊肉「腎陽《じんよう》」のパワーを高めて温める

五臓の「腎《じん》」は、体を温めるパワー「腎陽《じんよう》」を蓄えています。また、「腎」のエネルギーは生殖能力や若々しさとも関係があるので、冷えで消耗するとホルモンバランスの乱れや不妊、男性機能の低下につながることも。足腰の冷え、ひざ痛や腰痛、好奇心の低下にもよく使うのが羊肉。羊肉は「腎陽」のパワーを高めて、体を温める食材。たんぱく質、鉄などのミネラル、ビタミン類を比較的多く含みます。にらとのとり合わせで冷えを撃退！

養生アドバイス

にらは「腎」の働きを高めて「陽気」を養うスーパー野菜。「起陽草《きようそう》」ともいわれ、男性の強壮にも期待できます。にらをさっとゆでて「白ごまだれ」（P39）をかけて食べると体力アップにも◎。

北京風ラム肉のしゃぶしゃぶ鍋

材料：1人分
ラムしゃぶしゃぶ用肉　100g
白菜（食べやすく切る）150g
たけのこ水煮（薄切りにする）50g
にら（4〜5㎝長さに切る）½束
はるさめ（ゆでてもどし、食べやすく切る）乾20g
顆粒鶏がらスープのもと　小さじ2
水　350㎖
白ごまだれ　適量
青ねぎ（小口切り）・パクチー（みじん切り）・ピーナツ（砕く）適量

作り方
❶鍋に鶏がらスープのもとと分量の水を入れて中火にかけ、白菜、たけのこを煮る。
❷白菜がしんなりしてきたらはるさめを加え、ラム肉に火をとおし、にらを加える。
❸白ごまだれ、青ねぎ、パクチー、ピーナツを添え、たれに汁を少し加える。

【白ごまだれ】（作りやすい分量）
白ねりごま　大さじ1と½
オイスターソース　小さじ2
ナンプラー　小さじ2
しょうゆ　小さじ2
はちみつ　小さじ1
花椒パウダー　小さじ1
シナモンパウダー　少々
こしょう　少々
ラー油（好みで）適宜

作り方：たれの材料をよく混ぜ合わせる（冷蔵庫で1週間ほど保存可能）。
◎温野菜につけたり、酢で薄めてサラダのドレッシングにするのもおすすめ。

甘いシナモンとさわやかな花椒《ホワジャオ》
香り豊かな濃厚ごまだれで。

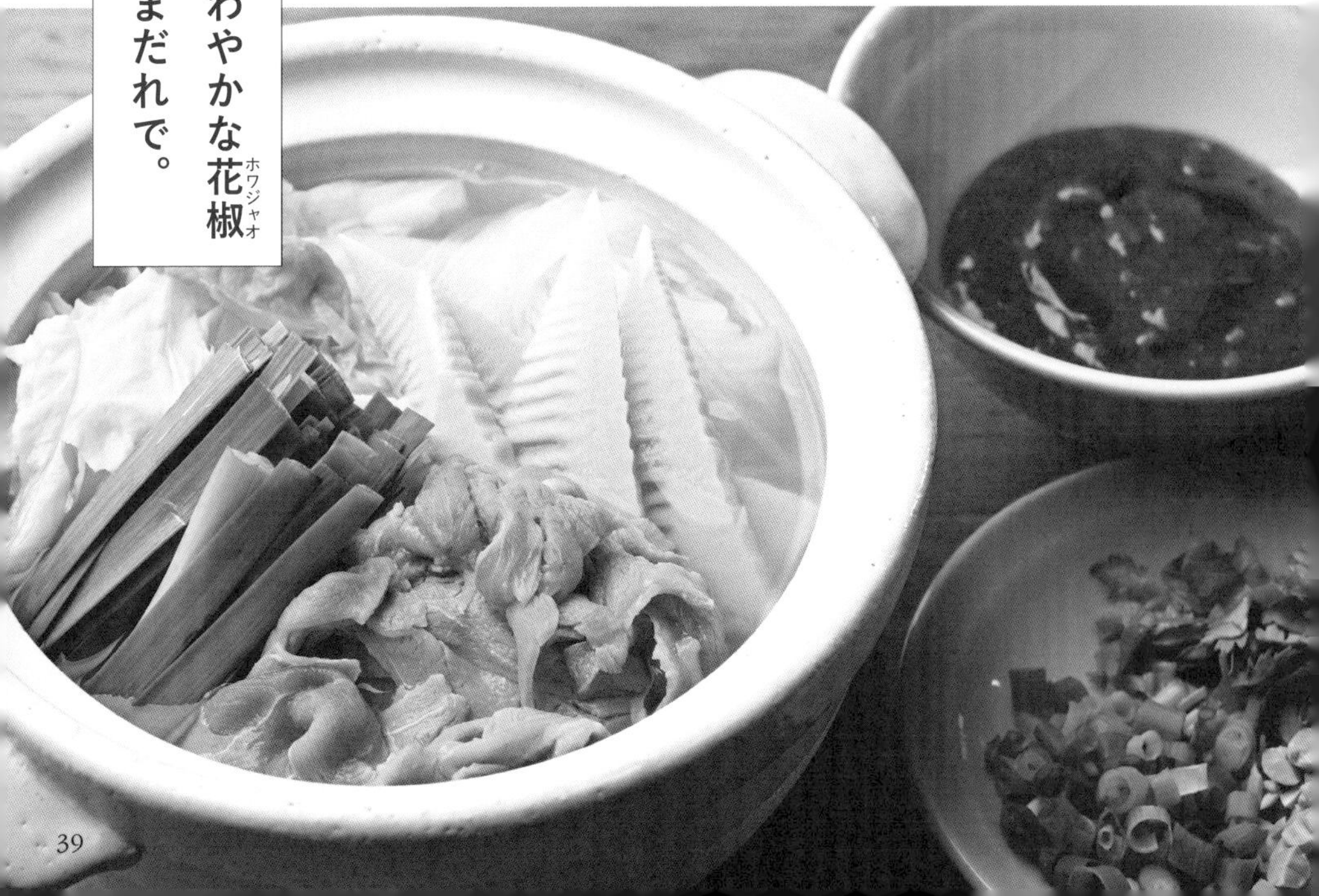

アサリで「水毒《すいどく》」によるむくみやだるさをやわらげる

冷たい飲み物やお酒の飲みすぎ、砂糖のとりすぎ、ストレス、梅雨の湿気などで五臓の「脾《ひ》」の働きが低下すると、余分な水分をうまく排出できず、むくみます。代謝が悪くなって「水毒」（Ｐ22参照）と呼ばれる水の滞りが生じ、肥満や体重増加の原因にもなります。むくみをとるのは、昆布、もやし、アサリです。とくにアサリは体の余分な熱を冷まして、体の重だるさをやわらげる作用があるので、二日酔いにも◎。豆腐も入ったダイエットにもぴったりの鍋です。

養生アドバイス

もやしは古代中国の時代から食べられていた歴史ある野菜です。日本では江戸時代に黒豆もやしが薬用に用いられていたという記録も。ビタミンC、ビタミンＢ群、カリウム、カルシウム、鉄、食物繊維を含みます。

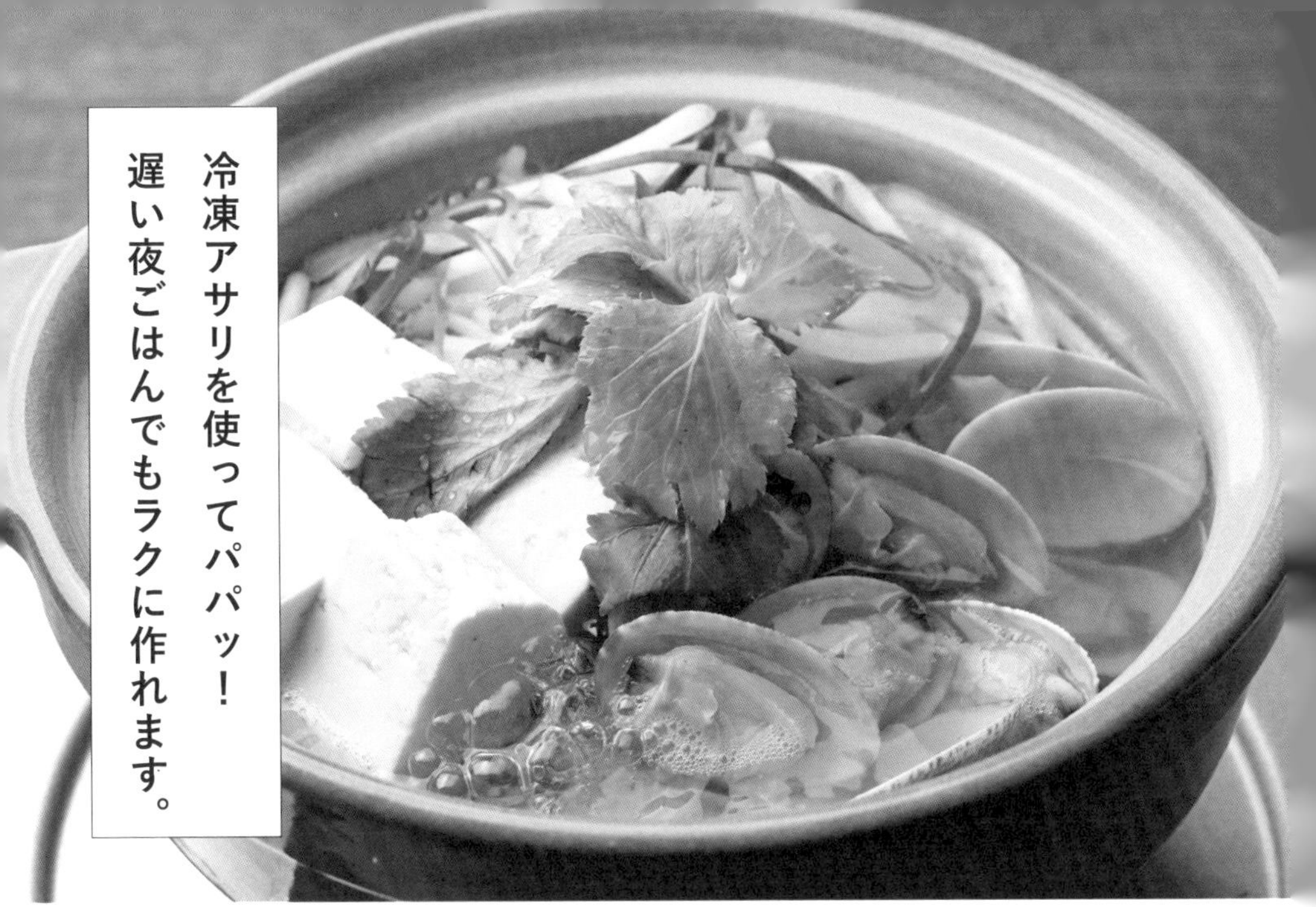
冷凍アサリを使ってパパッ！
遅い夜ごはんでもラクに作れます。

アサリと豆腐、もやしの鍋

材料：1人分

殻つきアサリ（冷凍）150g
もめん豆腐（4つに切る）¼丁
もやし ⅔袋
切り昆布（食べやすく切る）5g
水 1カップ
酒 大さじ1
しょうゆ 小さじ1
三つ葉（ざく切り）適量

作り方

❶鍋に切り昆布を入れ、分量の水に10分浸す。
❷もやしを加えて中火にかけ、煮立ってきたら酒、アサリ、豆腐を加えて軽く煮る。
❸アサリの殻が開いたらしょうゆで味をととのえ、三つ葉をのせる。

砂抜き済みの殻つきの冷凍アサリは便利。凍ったまま調理し、加熱しすぎないように気をつけましょう。

「水《すい》」や「血《けつ》」のめぐりをよくする頼れる食材といえばあずき

P40でも解説したようにむくみの原因はさまざま。とくに女性は気候の影響によるむくみと、冷えによる血行不良を同時に起こすことがよくあります。そんなときに活躍するのがあずき。カリウムや抗酸化作用のあるサポニンを含み、水分代謝を高め、体にたまった余分な水「水毒《すいどく》」を排出する働きがあるほか、血液の流れをよくする作用があるとされています。以前、金沢の料亭でいただいた「あずきのだしがゆ」に感激し、再現してみました。

養生アドバイス

日本でも出産後の子宮の「悪露《おろ》」（分娩後に子宮から排出される分泌物）を排出するのに、あずきを食べる習慣がありました。生理不順や生理痛に悩んでいる人は、生理予定日の１週間ほど前から、水分代謝と血行を促進する食品を積極的にとりましょう。

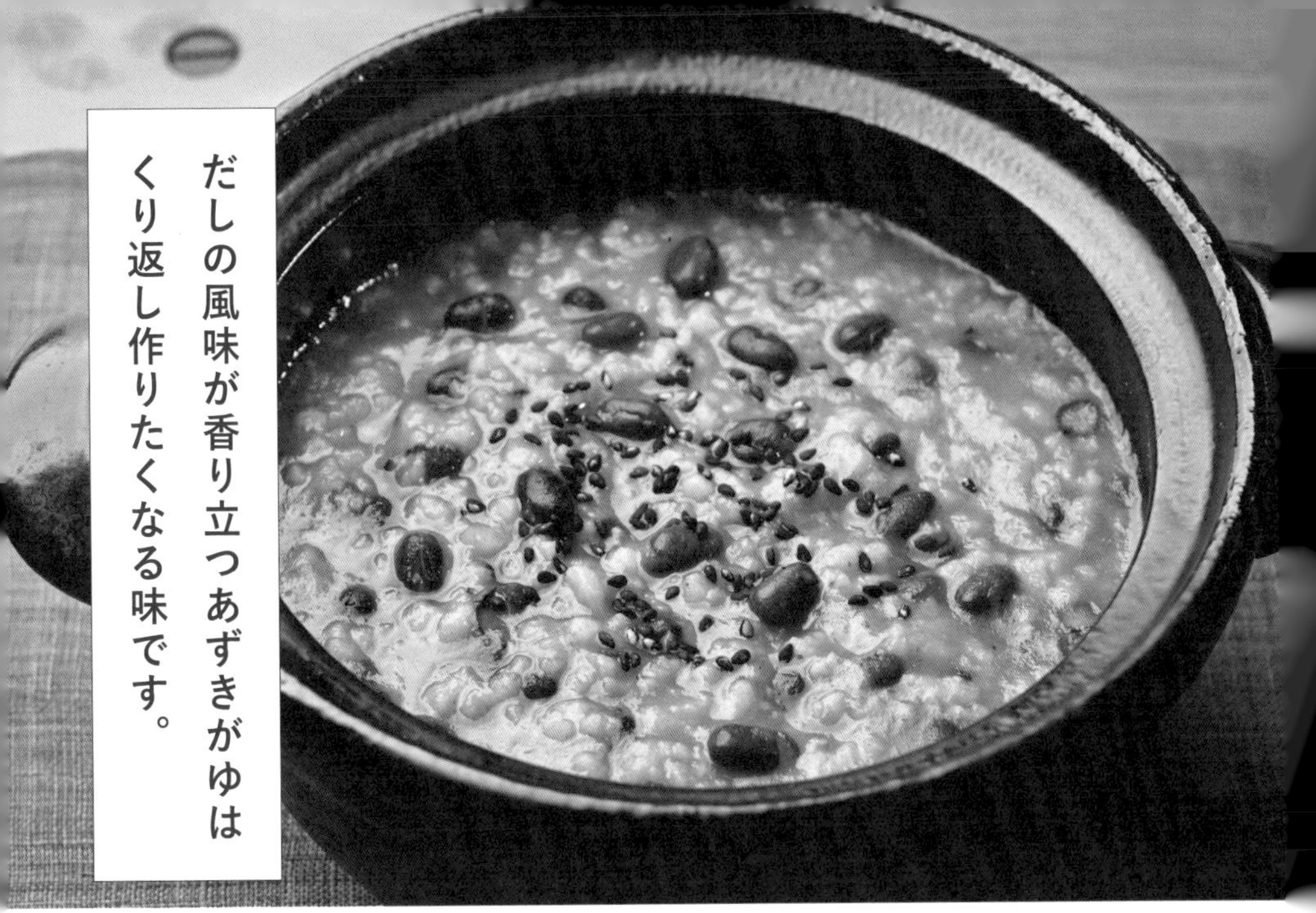

だしの風味が香り立つあずきがゆは
くり返し作りたくなる味です。

あずきのだしがゆ

材料：1人分

塩あずき（P16）70g
米　30g
カツオと昆布のだし　350mℓ
黒いりごま　適量
塩　少々

作り方

❶米を洗ってざるにあげ、水けをきる。
❷鍋に米とだしを入れて中火にかけ、煮立ったらあずきを加え、鍋底からかき混ぜる。
❸少しずらしてふたをして、弱火で30分ほど煮たら火を消し、そのまま10分蒸らす。
❹黒いりごま、塩をふる。

塩あずき（P16）を仕込む時間がないときは、甘みをつけていない市販のゆであずきを使いましょう。手間なくあずきの栄養がとれます。

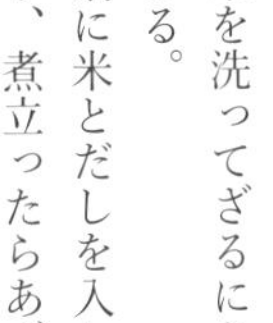

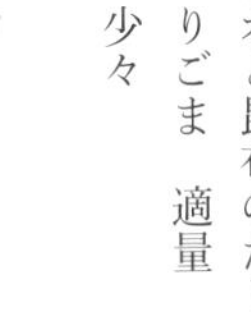

エネルギーチャージ食材で気力と体力を充実させる

体のエネルギー、心のエネルギー、どちらも中国医学では「気」と呼びます。「気」が落ちると、疲れやすさ、体の重だるさ、病気に対する抵抗力が低下するほか、気分の落ち込み、やる気の低下など精神面にも影響が出ます。骨つきの鶏肉、干ししいたけ、なつめ、米、高麗にんじんは、すべてエネルギーチャージ食材。サムゲタンはとり合わせの相乗効果で「気」を補い、心身のパワーを底上げしてくれる滋養強壮スープです。

養生アドバイス

高麗にんじんは、2000年以上前から中国医学で健康目的に使われてきた薬用食材。高麗にんじん特有のサポニン「ジンセノサイド」は、毛細血管の血流を改善するといわれています。ネット通販や薬膳食材店で入手可能。パウダー状の高麗にんじん茶を使うとより手軽に作れます。

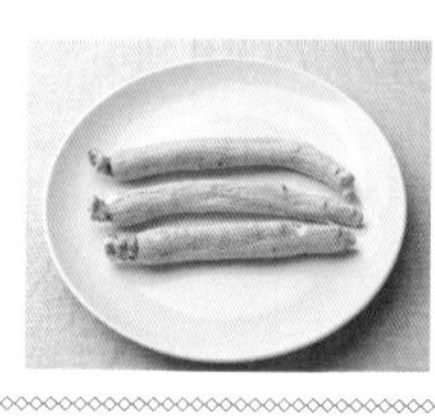

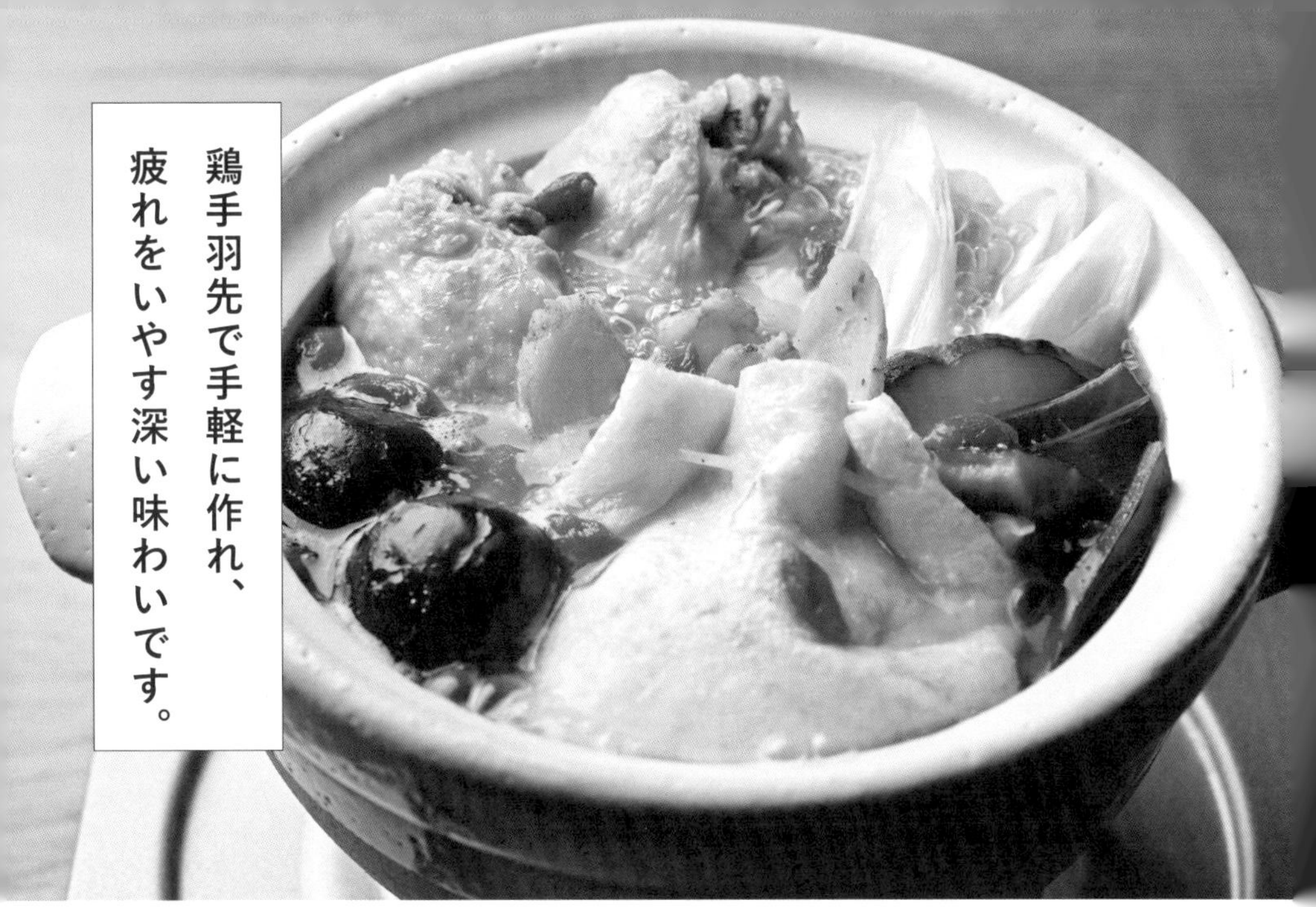
鶏手羽先で手軽に作れ、
疲れをいやす深い味わいです。

ごはんきんちゃく入りサムゲタン

材料：1人分

鶏の手羽先　3〜4本
干ししいたけと昆布のだし　2と½カップ
しょうが（せん切り）　1かけ
高麗にんじん（あれば）乾3g
油揚げ（油抜きする）½枚
ごはん　茶碗½杯
A
- 長ねぎ（斜め切り）　5cm
- くこの実（P12）小さじ2
- なつめ（P13）2個

酒　大さじ3
塩　小さじ1

作り方

❶だしをとったしいたけは薄切りに、昆布は細切りにする。
❷手羽先は皮目を下にしてまな板に置き、先の細いところを切り離す。手羽先をざるにのせて熱湯をかける。
❸油揚げの中にごはんを詰め、ようじなどで閉じる。
❹鍋に1、2、だし、しょうが、高麗にんじん、酒、塩を入れて強火にかける。
❺煮立ったらアクを除いてふたをして弱火で20分ほど煮る。
❻水を適宜足し、Aと3を加えて10分煮る。

ごはんを油揚げの中に詰めて煮ると、ごはんがスープを吸わず、すっきり仕上がります。冷えが強い人はもち米にすると、より体がポカポカに。

「血《けつ》」を養う牛肉やれんこんを積極的にとる

中国医学の「血《けつ》」は、体の器官や細胞に栄養を与えるだけでなく、精神のバランスにも深くかかわり、心の安定を保ち、思考をスムーズにするという働きがあります。そのため「血」が不足すると、貧血、目の下のくまや肌のくすみや乾燥、髪や爪のパサつき、不安、気持ちの浮き沈み、うつ、不眠、健忘などが出てきます。そんなとき薬膳では、牛肉とれんこんで「血」を補い、クレソンで精神の安定をはかります。赤身牛肉から吸収率が低い鉄をとり、貧血も予防しましょう。

養生アドバイス
葉酸は貧血の予防に役立つビタミンです。菜の花、モロヘイヤ、芽キャベツ、ブロッコリー、ほうれん草、アスパラガス、枝豆、クレソンに多く含まれます。とくに女性は妊娠前から継続的に召し上がってください。産後うつの予防にも◎。

牛肉とクレソンの和風鍋

材料：1人分

牛しゃぶしゃぶ用肉　100g
クレソン（食べやすく切る）2束（100g）
れんこん（薄い半月切り）80g
A
カツオと昆布のだし　2と½カップ
しょうゆ　大さじ2
みりん　大さじ2
酒　大さじ1
粉さんしょう　適量

作り方

❶鍋にAを入れて中火にかける。
❷れんこんを加えて煮て、やわらかくなったら牛肉を加える。
❸クレソンを加えてさっと煮て、好みで粉さんしょうをふる。
◎クレソンを追加しながら食べる。しめはそばがおすすめ。

クレソンの辛みは牛肉にぴったり！さんしょうの香りが印象的です。

れんこんは電子レンジで加熱すると手間なく食べられます。余ったら皮をむいて食べやすく切り、冷凍保存しておくと便利です。

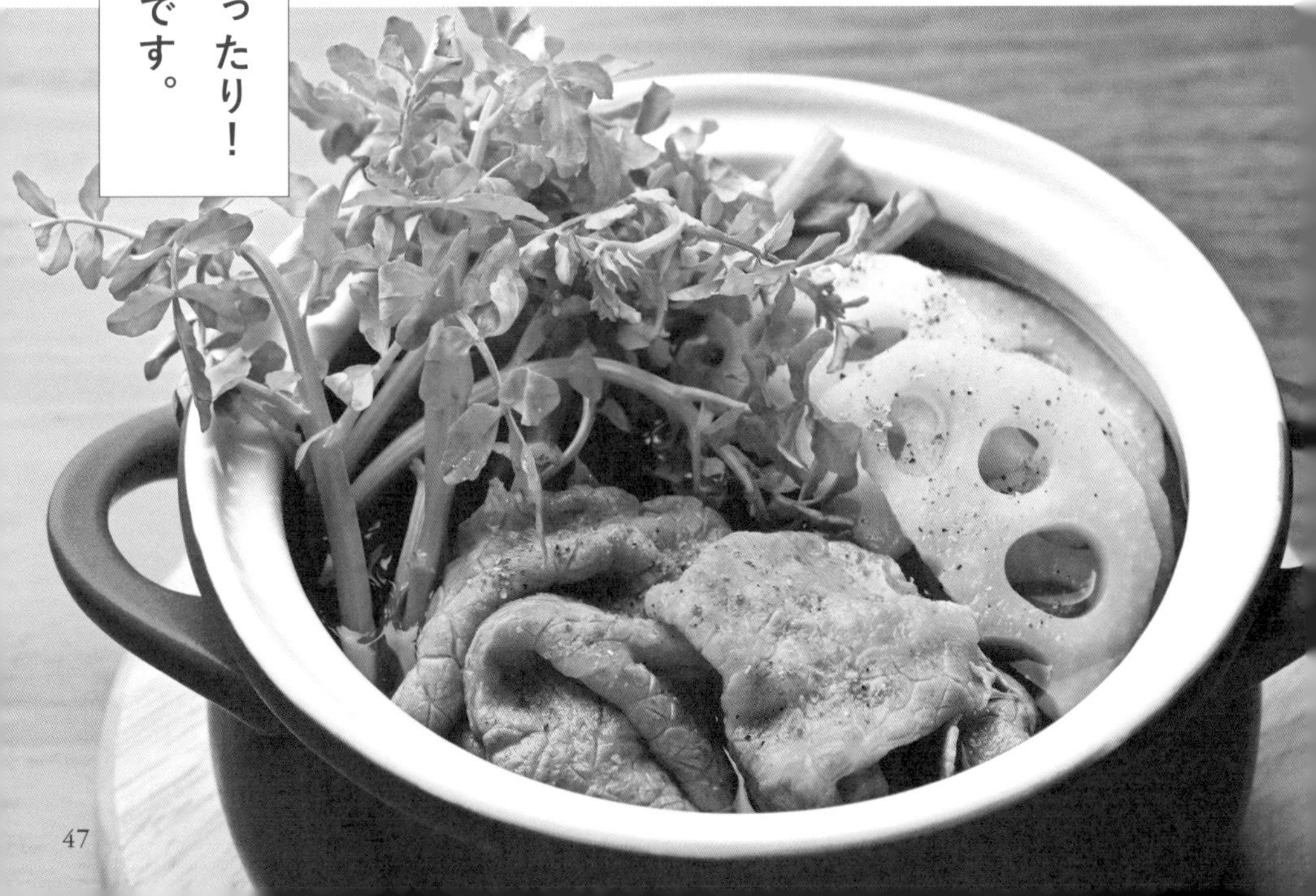

赤い色の食材の力で体の中からアンチエイジング

目の下のくまが目立つと、年齢よりも老けた印象になります。寝不足や疲れのサインというだけでなく、中国医学で目の下のくまや肌のくすみは、血の流れが体内で滞ることによって生じる「瘀血《おけつ》」と考えます。そんなときはサケ、トマト、サフランなどの抗酸化作用が期待できる赤い色素を含む食品をとり、血行をよくして体を温めましょう。サケのたんぱく質には必須アミノ酸が多く含まれ、血液をサラサラにする良質なあぶらもとれます。

養生アドバイス

薬膳でサケは「血《けつ》」に栄養を与え、血行促進などの作用があるとされるパワフルな食材です。また、サケのカロチノイド系の色素、アスタキサンチンは、光や酸化ストレスから保護する成分として期待され、利用されつつあります。アスタキサンチンが多いのはベニザケ、キングサーモン（マスノスケ）、ギンザケ、シロサケの順。

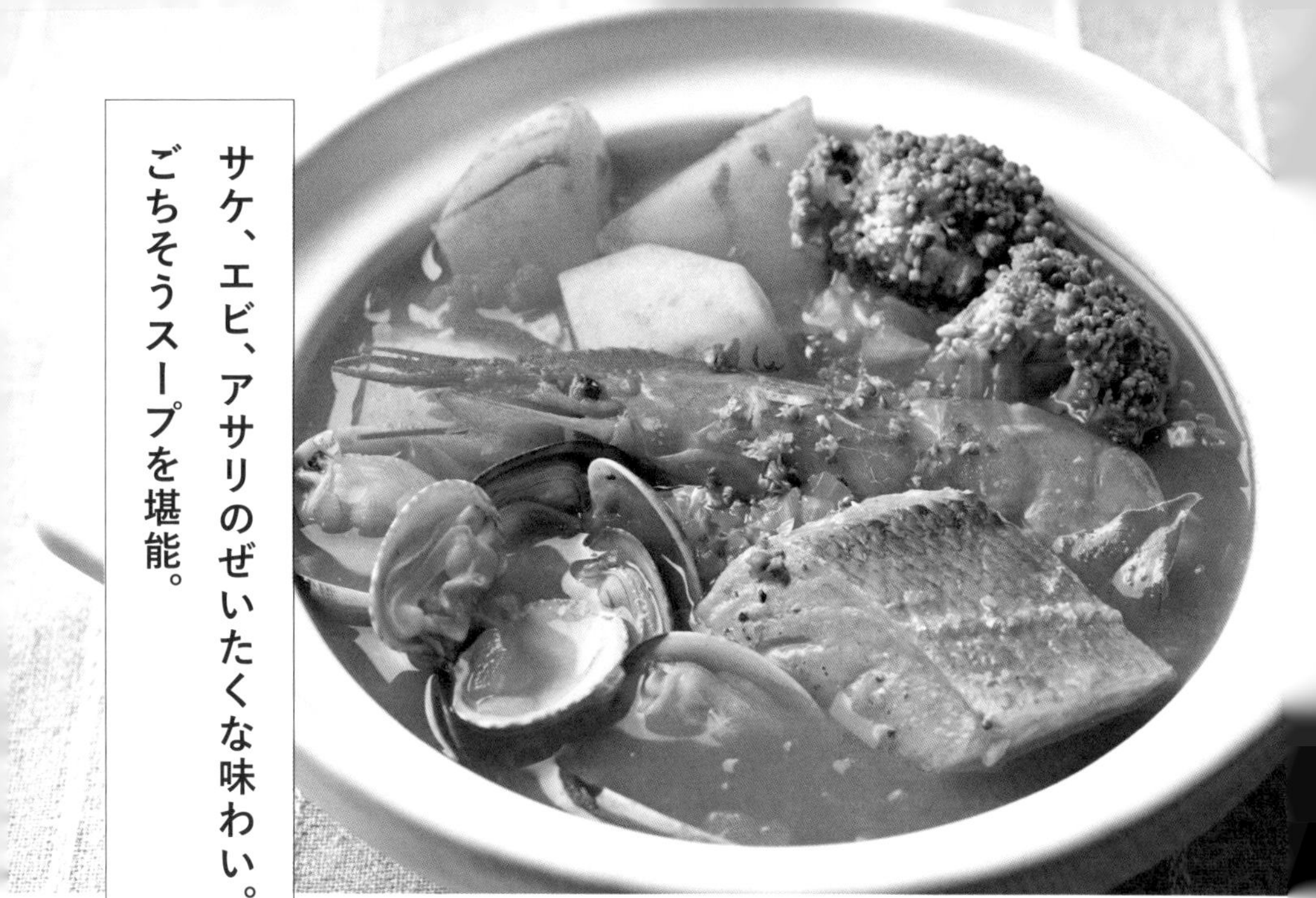

サケ、エビ、アサリのぜいたくな味わい。
ごちそうスープを堪能。

和だしのブイヤベース

材料：1人分×2回

サケ（2つに切る）1切れ
有頭殻つきエビ　大1尾
殻つきアサリ（冷凍）100g
玉ねぎ（みじん切り）½個
じゃが芋（ひと口大に切る）1個
ブロッコリー（小房に分ける）50g
オリーブ油　大さじ1
刻みにんにく　小さじ1
煮干しと昆布のだし　250mℓ
サフラン（P20）ひとつまみ
A
カットトマト　100g
トマトペースト　大さじ1
白ワイン　大さじ2
ローリエ　1枚
塩・こしょう　適量
パセリ（みじん切り）適量

作り方

❶だしにサフランを入れて15分以上浸しておく。
❷サケに塩、こしょうをふる。
❸鍋にオリーブ油、にんにく、玉ねぎを入れて弱火で炒める。玉ねぎがしんなりしたらじゃが芋、❶のだし、Aを加え、3分ほど煮る。
❹サケ、エビ、アサリ、ブロッコリーを加えて具材に火をとおし、塩、こしょうで味をととのえ、パセリをふる。

◎炒めOKの土鍋を使うこと。

ブロッコリーは冷凍OK。手間なくスープにプラスでき、野菜不足の解消に役立ちます。

まずは腸内環境を整え体全体のエネルギーを底上げ

中国医学では、消化システムである五臓の「脾《ひ》」の働きや、呼吸を通してエネルギーをとり込む「肺」の働きによって「バリア機能」が保たれ、ストレスから守られると考えます。「脾」と「肺」が弱くなると天候の変化などについていけず、風邪やインフルエンザなどの感染症にかかりやすくなります。まずは胃腸をいたわり、温かい料理を食べましょう。しょうがやキムチの赤唐辛子でポカポカ。きのこ類の中でも水溶性食物繊維が豊富なえのきだけをこまめに食べて腸活を。

養生アドバイス
発酵食品のキムチは豊富な乳酸菌が腸の状態を整え、免疫の働きをサポート。発酵することで作られるビタミンＢ群やミネラルを含みます。

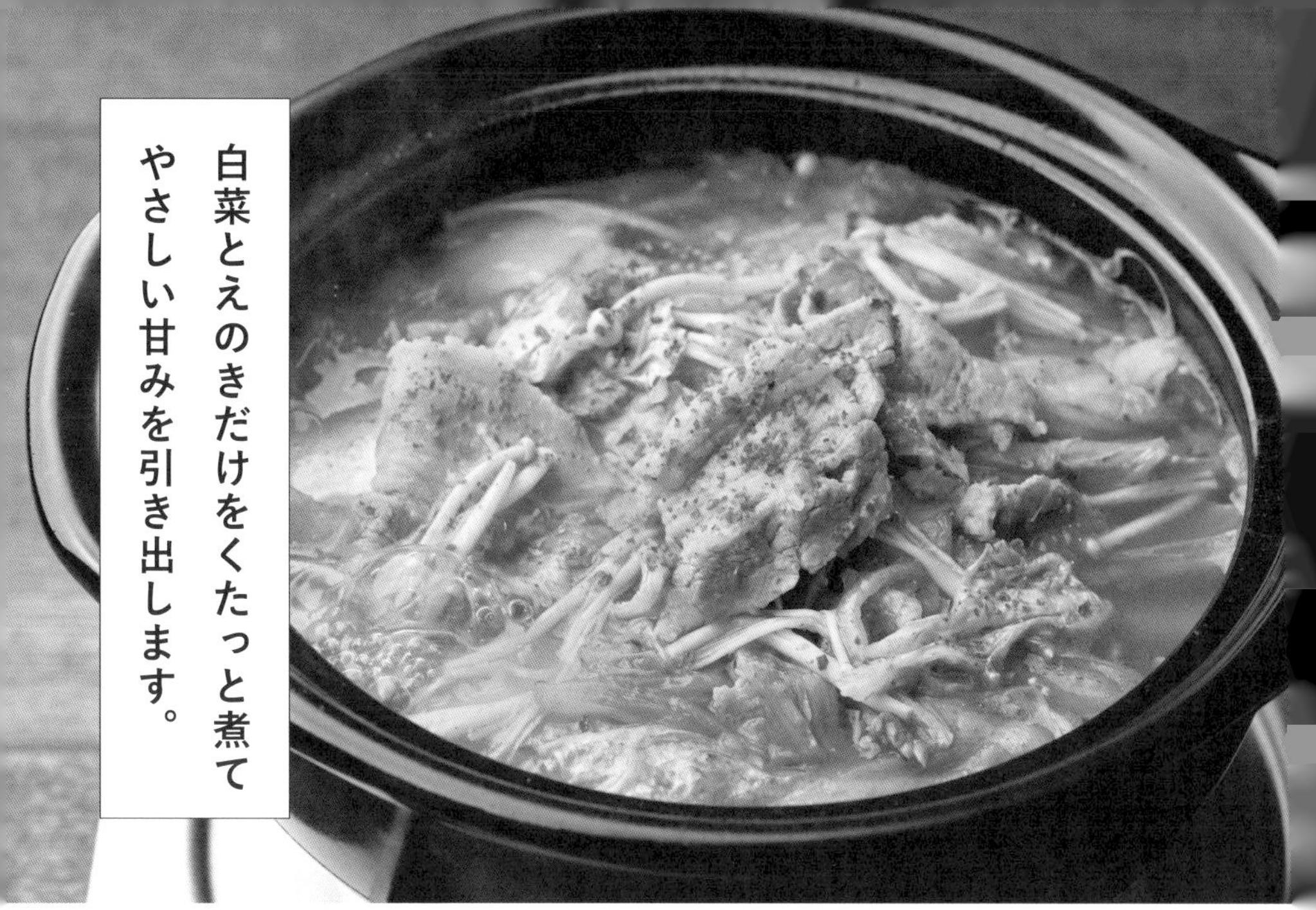
白菜とえのきだけをくたっと煮て
やさしい甘みを引き出します。

豚肉とえのきのキムチ鍋

材料：1人分

- 豚バラ薄切り肉（食べやすく切る）　100g
- 塩こうじ　小さじ1
- 白菜（ざく切り）　80g
- えのきだけ（根元を落として長さを半分にする）　50g
- キムチ　70g
- ごま油　小さじ1
- おろししょうが　小さじ1
- 干ししいたけと昆布のだし　1と½カップ
- 粉唐辛子　適量

作り方

❶豚肉に塩こうじをなじませて15分ほどおく。
❷鍋にごま油としょうがを加えて熱し、豚肉を弱火でほぐしながら炒める。
❸だし、白菜、えのきだけ、キムチを加え、ふたをして8～9分煮る。
❹全体を混ぜて2分煮て、具材に火がとおったら、粉唐辛子をふる。

◎炒めOKの土鍋を使うこと。

目を養うのは「肝《かん》」レモンと小松菜で「気」のめぐりよく

視力に影響するのは五臓の「肝《かん》」です。「肝」はリラックスと緊張のバランスをとる働きや、目に「血《けつ》」という栄養を供給して、視力をサポートする働きがあります。眼精疲労やドライアイの人は、ストレス過多で交感神経優位な状態が続いていることが多いのです。リラックス作用のある食材を意識してとりましょう。ココナッツミルクのほのかな甘みが「気」を補い、レモンの香りとアブラナ科の小松菜の辛み成分が、「気」のめぐりをサポートする鍋料理です。

養生アドバイス

薬膳ではイカ、アサリなどの魚介類や、トマト、パプリカ、くこの実など赤い色の食材も目を養うとされています。眼精疲労だけでなく更年期のホットフラッシュにも◎。緊張でのぼせが強くなるという人にも、ココナッツミルク鍋はおすすめです。

イカと小松菜、トマトのココナッツミルク鍋

材料：1人分×2回

スルメイカの胴（軟骨とワタを除いて輪切りにする）小1ぱい
アサリ（冷凍／むき身）50g
小松菜（4㎝長さに切る）100g
トマト（くし形切りにする）1個（100g）

A
- カツオと昆布のだし　½カップ
- ココナッツミルク（よく混ぜる）½カップ
- ナンプラー　大さじ1と½

塩　適宜
レモンの輪切り　2枚

作り方

❶鍋にAを入れて中火にかけ、フツフツとしてきたらイカ、アサリを加える。
❷小松菜、トマトを加えて弱火で煮る。
❸塩で味をととのえ、レモンをのせる。

◎しめはフォーがおすすめ。

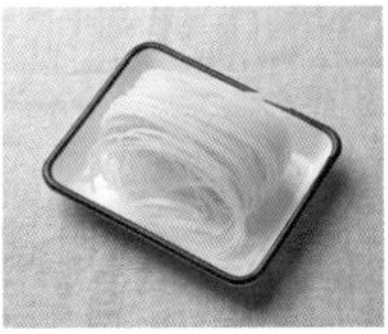

フォーはベトナムの米粉めん。きしめんのような平たいめんで、モチモチとした食感が楽しめます。

ココナッツミルクにイカとトマトのうまみが溶け込んだエスニック味。

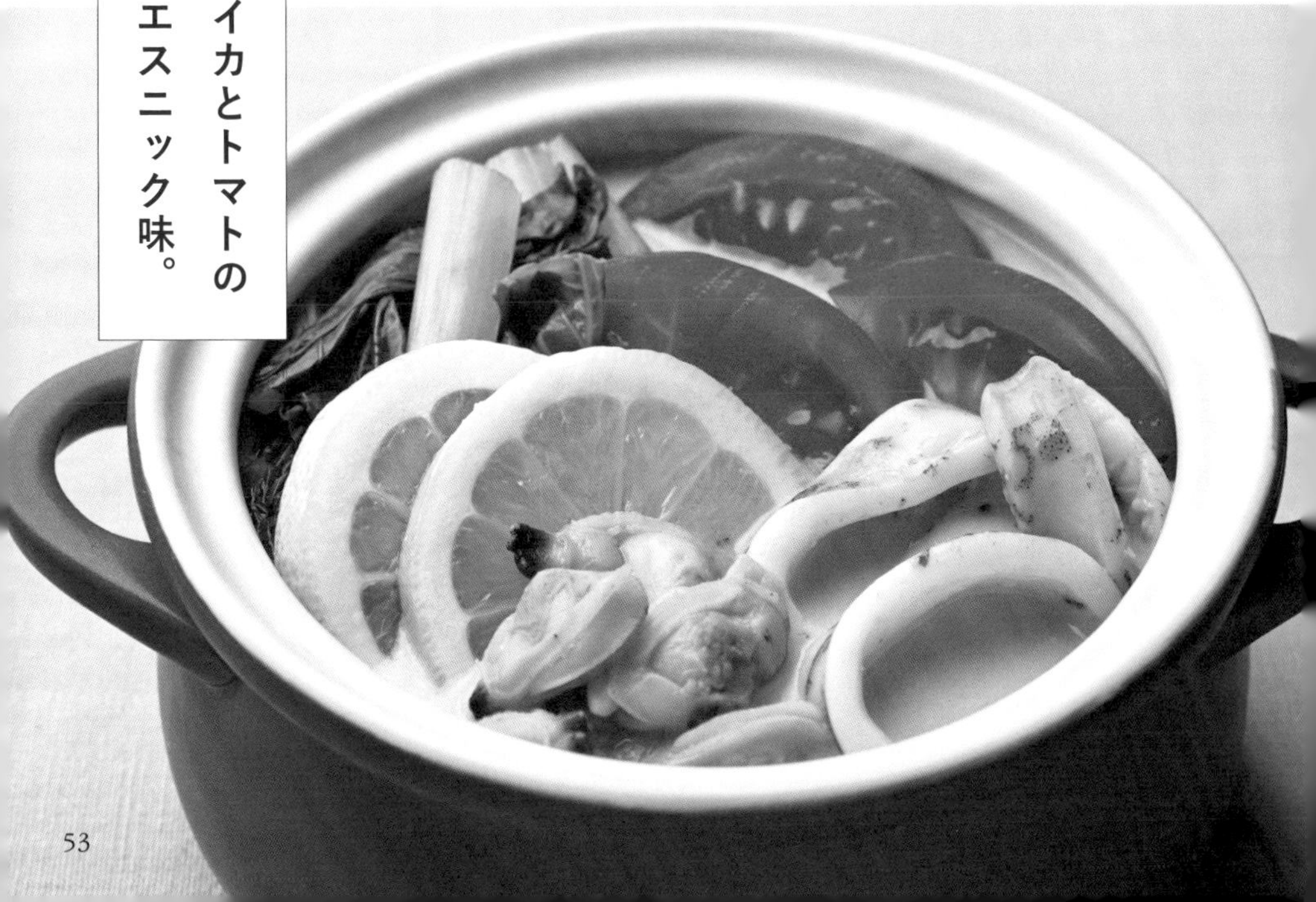

白内障予防・老眼

眼精疲労・ドライアイ

くこの実とレーズンの「食べる目薬」で輝く瞳に

中国医学では、加齢とともに目に栄養を与える「血《けつ》」が不足することや、血流が悪くなって栄養が届きにくくなることで、白内障や老眼などが進むと考えます。「血」に栄養を与え、血流をよくする食べ物を積極的にとりましょう。トマト、くこの実、レーズン、サフランは「血」を養い、血流アップの効果があるといわれます。抗酸化作用のある濃い色の食材をこまめにとり、目のアンチエイジングを！

養生アドバイス
米は「気」を補い、胃の働きを高めて体力をつける食材です。日本では長い間、米を主食としてきました。風土に根ざした食べ物は私たちの体との相性もよいもの。改めて米のよさを見直してみませんか。

鶏肉のパエリア
レーズン・くこの実入り

材料：作りやすい分量

米　½合（約80g）
鶏もも肉（ひと口大に切る）80～100g
塩・こしょう　少々
A
サフラン（P20）ひとつまみ
水　½カップ
レーズン　大さじ1
くこの実（P12）大さじ1
塩　ひとつまみ
顆粒コンソメスープのもと　小さじ1
オリーブ油　大さじ1
刻みにんにく　小さじ1
玉ねぎ（みじん切り）¼個
ミニトマト（4つに切る）2個
赤パプリカ（1cm幅に切り、半分に切る）50g
ブロッコリー（小房に分ける）40g
黒こしょう　適宜
パセリ（みじん切り）適量

作り方

❶鶏肉に塩、こしょうをふる。サフランを分量の水に浸す。
❷鍋にオリーブ油を中火で熱し、鶏肉の表面を焼いてとり出す。
❸同じ鍋でにんにく、玉ねぎをしんなりするまで炒め、米を加えて半透明になるまで炒める。
❹Aを加えて混ぜ合わせ、2、ミニトマト、パプリカをのせる。ふたをして中火にかけ、湯気が出てきたら弱火で10分加熱する。
❺火を消してブロッコリーを加え、再びふたをして10分蒸らす。
❻黒こしょう、パセリをふる。

◎炒めOKの土鍋を使うこと。

ドライフルーツの濃い甘みで目先の変わったパエリアに。

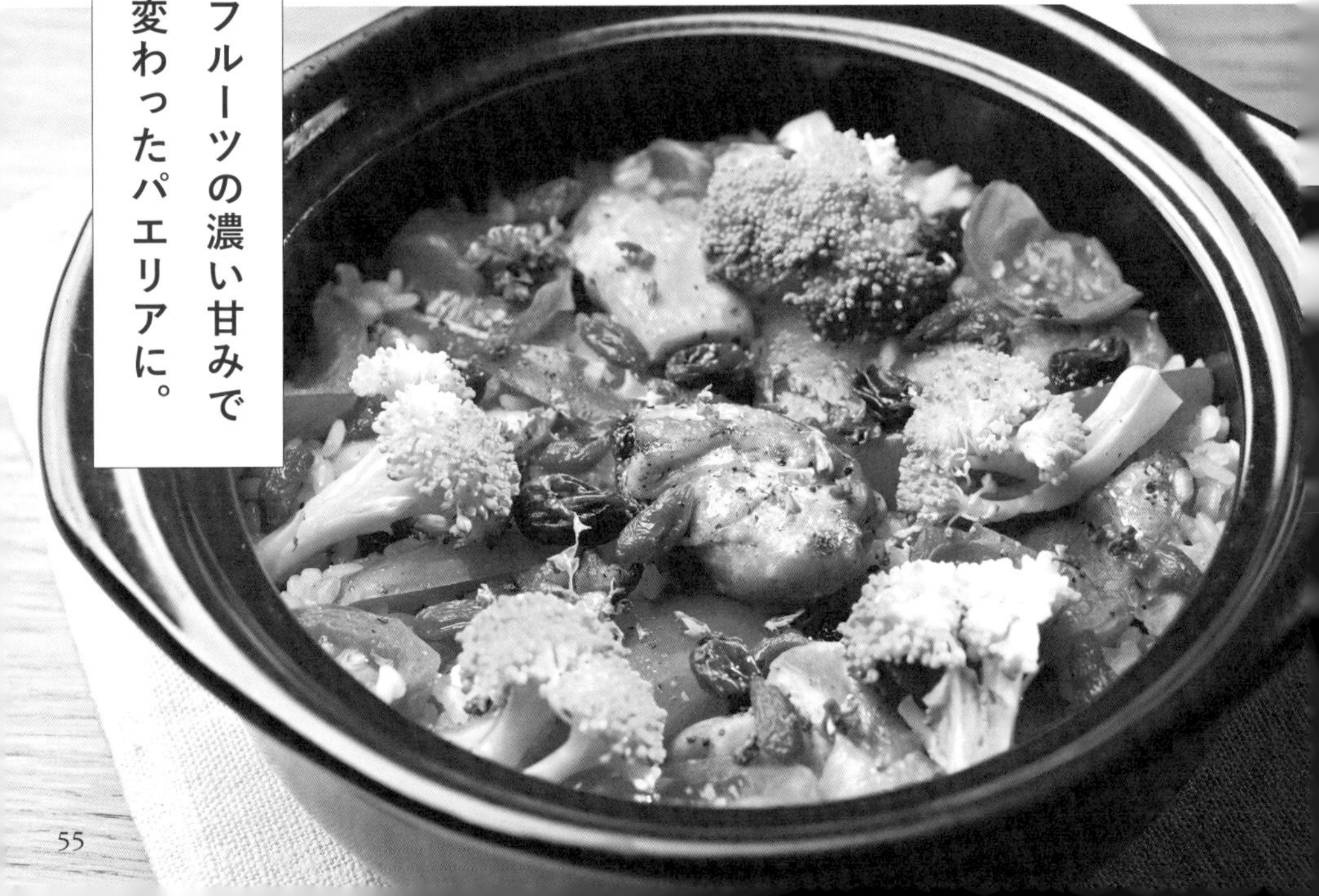

喉のつまり感

頭痛　PMS　不眠

さわやかな香りで喉《のど》の緊張をゆるめる

オンラインでいろいろなことができるようになり、かかわる「場」が増えて忙しくなりがちです。ストレスや交感神経の高ぶりで出るのが、喉《のど》のつまり感です。喉の筋肉の緊張が続く状態を中国医学では「梅核気《ばいかくき》」と呼びます。そんなときは花椒、陳皮、パクチーの芳香で神経を鎮めましょう。レタスは薬膳で「ちしゃ」といい、生薬にも使われます。熱を冷まし、苦み成分にリラックス作用のある野菜です。豚肉と鍋にしてたっぷりといただきましょう。

養生アドバイス

うさぎが主人公のイギリスの絵本『ピーターラビット』の中で、捨てられていたレタスをおなかいっぱい食べた子うさぎが眠りこけて農園主のマグレガーおじさんにつかまってしまうシーンがあります。ヨーロッパのハーブ療法でもレタスは鎮静作用・催眠作用があるとされてきたのをうかがい知るシーンです。

豚肉とレタスの花椒《ホワジャオ》鍋

材料・1人分

豚バラしゃぶしゃぶ用肉　100g
油揚げ（油抜きして2cm幅に切る）　½枚
レタス（大きめにちぎる）　小½個（150g）
もどしたキクラゲ（P14）　約30g
┌昆布　5cm角1枚
└水　1と½カップ
ごま油　小さじ1
刻みにんにく　小さじ1
酒　大さじ1
ナンプラー　小さじ2
オイスターソース　小さじ1
パクチー（ざく切り）　2株
花椒パウダー　小さじ1
陳皮（P17／あれば）　乾1g

作り方

❶昆布は分量の水に30分浸す。
❷鍋にごま油、にんにくを入れて弱火にかけ、油揚げを炒める。
❸1と酒、ナンプラー、オイスターソースを加えて中火にかけ、煮立ったらキクラゲ、豚肉を加える。
❹肉に火がとおったらレタスを軽く煮る。パクチー、花椒を加え、陳皮を添える。

◎炒めOKの土鍋を使うこと。
◎パクチーを追加して食べる。

油揚げは油抜きし、使いやすい大きさにカットしてから冷凍保存しておくと便利です。

大きめにちぎったレタスとうまみをまとったキクラゲで食べ応え十分。

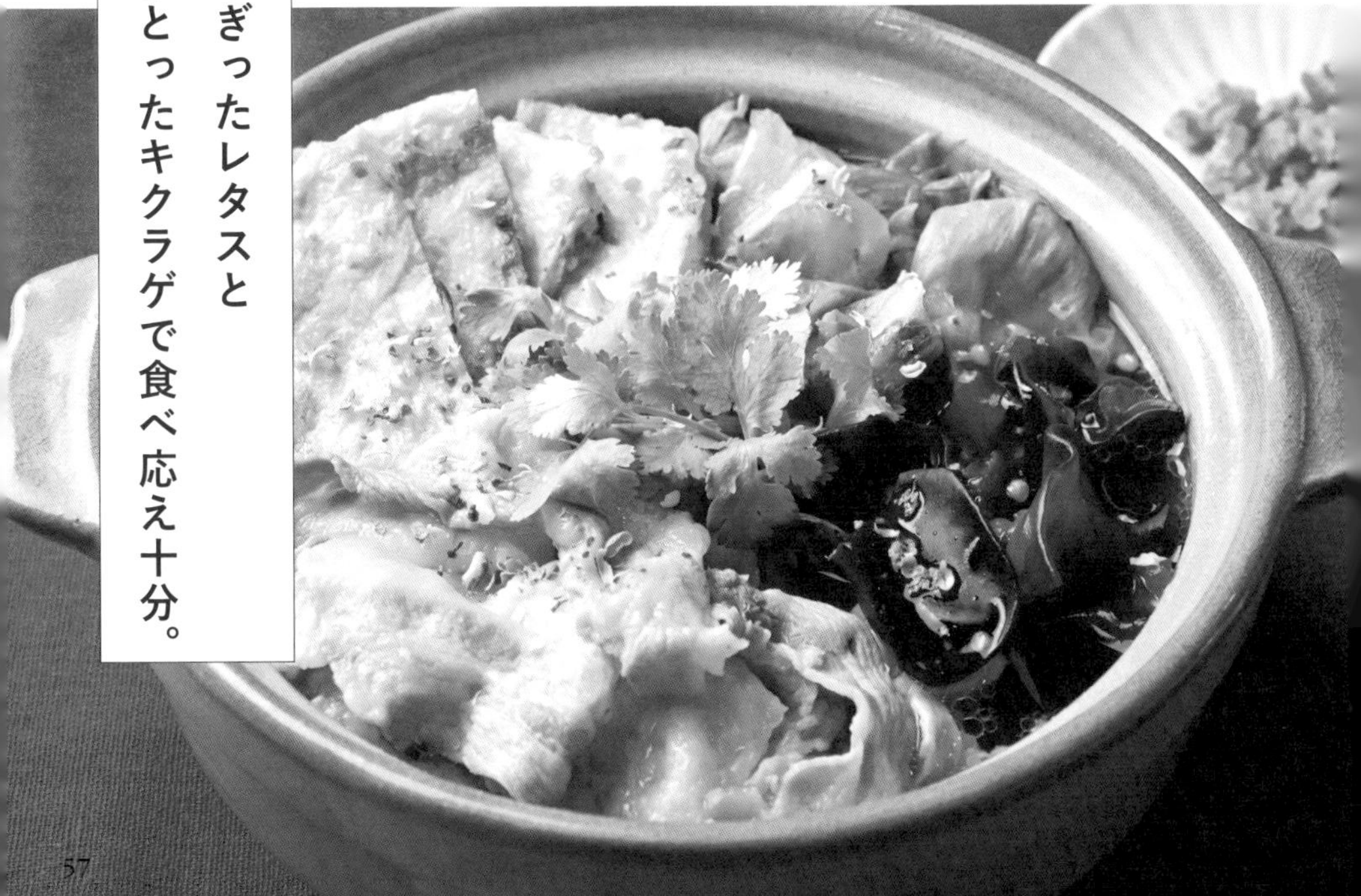

だ液が出づらい

「腎《じん》」の潤いをチャージして乾燥を防ぐ

口の中が渇き、だ液が出づらいと相談されることがあります。あめをなめたくなる、口内炎が治らない、口臭が強くなったという悩みも抱えていることがあります。中国医学では、老化にかかわる臓器「腎《じん》」に蓄えられている潤い成分の「陰液《いんえき》」が減少し、体液の分泌が不足すると考えます。そんな悩みには、白キクラゲ、アスパラガス、豆乳、豆腐など、「陰液」を増やして乾燥を防ぐとされる、潤い食材をとりましょう。

養生アドバイス

アスパラガスは消化吸収を高めると同時に、体の余分な熱をとり、代謝をよくしてむくみをとるとされています。穂先に含まれるアスパラギン酸には疲労回復を助ける作用も。白キクラゲとのとり合わせで免疫の働きを高めます。

アスパラガスと白キクラゲ、豆乳の湯豆腐鍋

材料：1人分
絹ごし豆腐（4つに切る）½丁
白キクラゲのとろとろ煮（P15）約100g
アスパラガス（長さを半分に切る）4本
豆苗（根元を切り、食べやすく切る）½パック
A
煮干しと昆布のだし　¾カップ
酒　大さじ1
しょうゆ　小さじ2
豆乳　¾カップ
塩　適宜
ポン酢しょうゆ　適量
青ねぎ（小口切り）適量
陳皮（P17／あれば）乾1g

作り方
❶鍋にAを加えて弱火にかけ、フツフツしたら、アスパラガス、白キクラゲを加えて2分煮る。
❷豆腐、豆苗を加え、静かに豆乳を注ぎ入れ、ひと煮して塩で味をととのえる。
❸ポン酢しょうゆ、青ねぎ、陳皮を混ぜ合わせて添える。
◎豆乳と豆苗を足しながら食べる。しめはきしめんに花椒をふる。

とろっとろの白キクラゲと豆乳で喉越しのいい滋養鍋です。

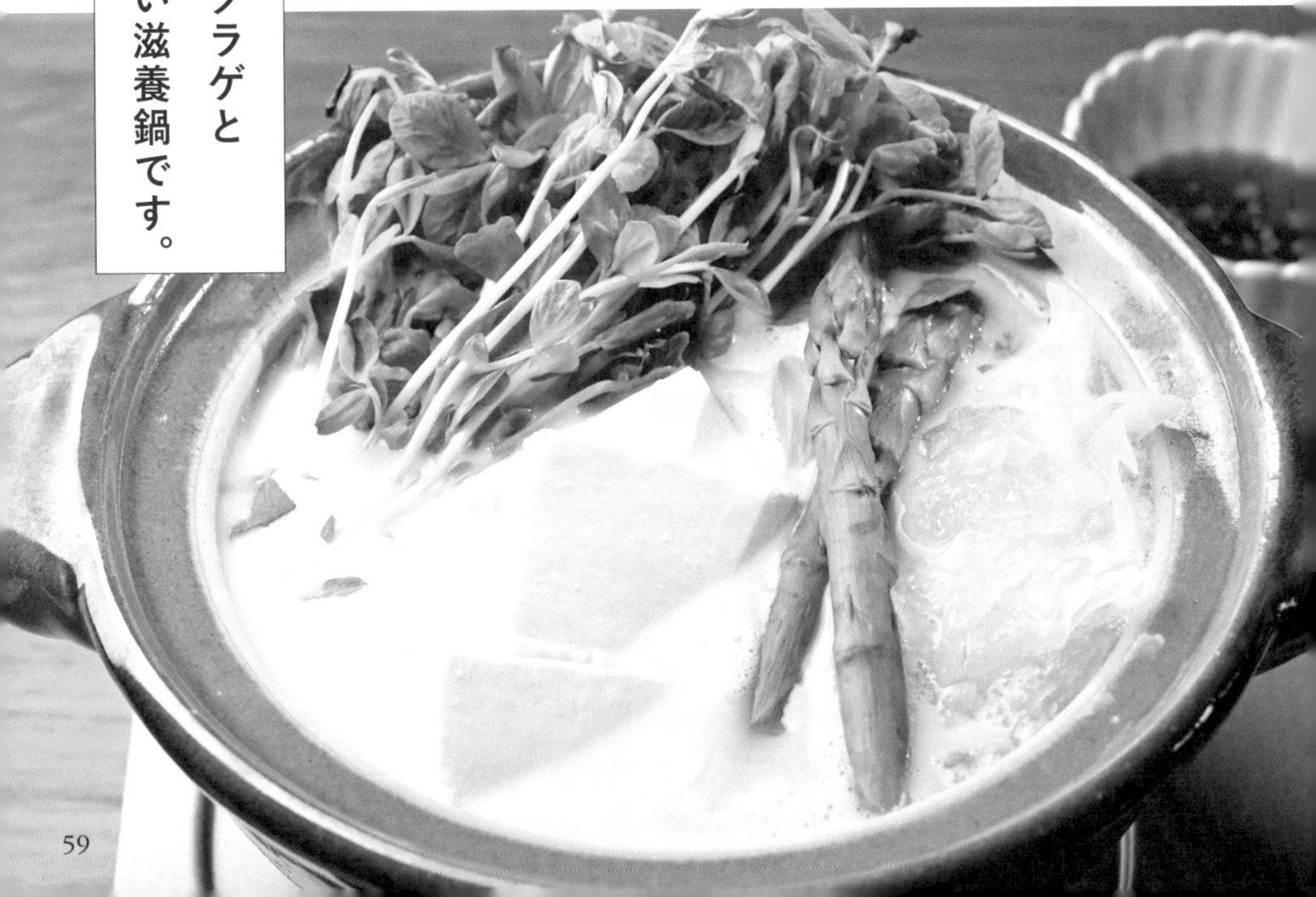

食欲がないときのお助け食材はキャベツ、梅干し、しょうが

日本は海洋性気候で湿度が高く、気圧の変化も影響し、食欲減退や胃もたれなどの胃腸の不調に悩まされる人が大勢います。食欲がなくても元気になれるものを食べたい、そんなときはキャベツ、梅干し、しょうがをとり合わせましょう。キャベツは胃腸の消化機能を高め、体全体の「気」も高めます。梅干しは、だ液の分泌をうながして食欲を増進させます。しょうがは、吐き気や胃もたれに使う定番の生薬です。

養生アドバイス

しょうがは体を温めて血行を促進。風邪のひき始めや感染症対策に役立ちます。食欲不振、吐き気、胃もたれなど胃腸の症状があるときは、すりおろして生のまま使いましょう。加熱すると体を芯から温める薬効になります。

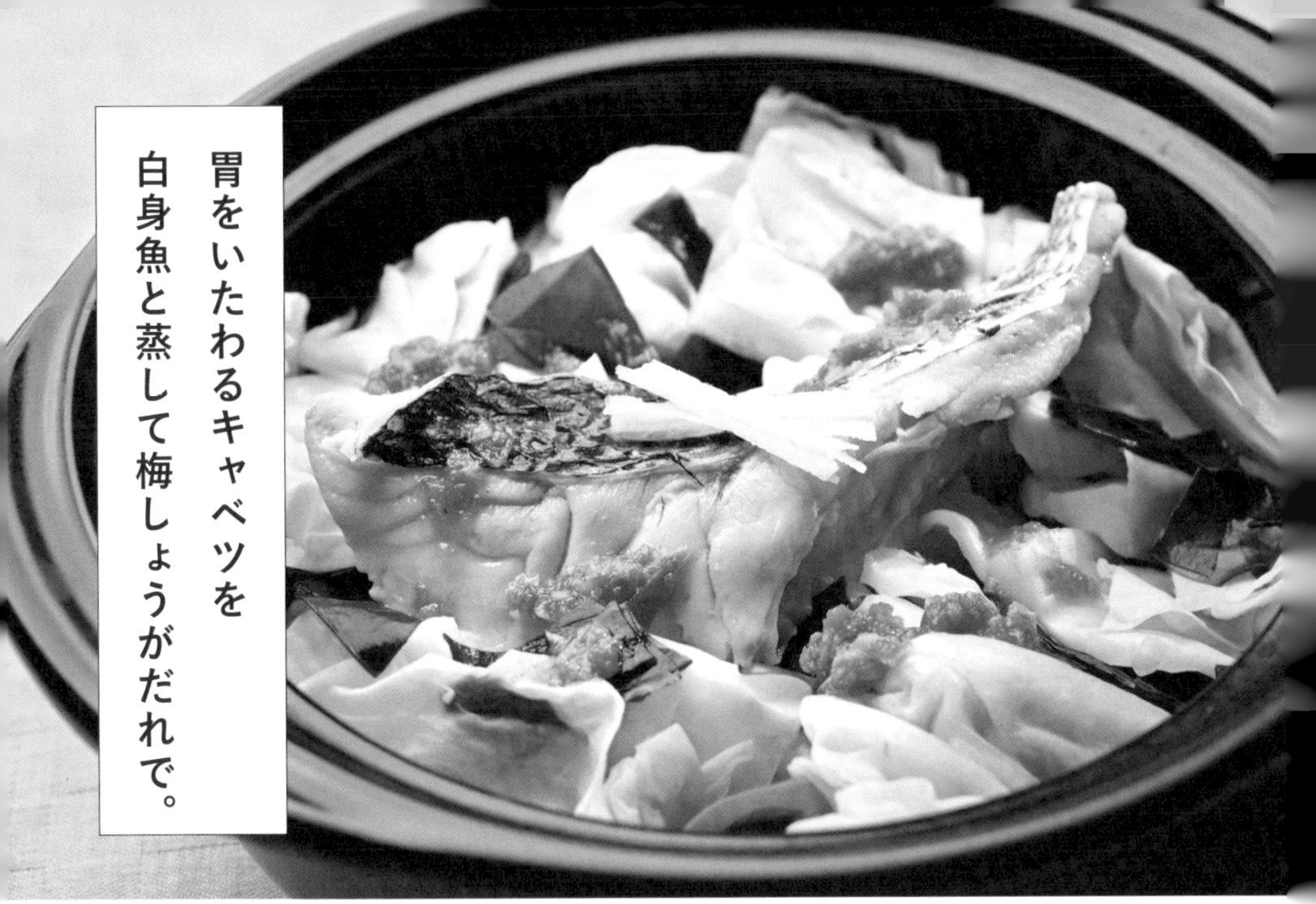
胃をいたわるキャベツを
白身魚と蒸して梅しょうがだれで。

タイとキャベツの蒸し鍋
梅しょうがだれ

材料：1人分

タイ（タラ・スズキ）1切れ
┌塩　少々
└酒　小さじ1
キャベツ（ざく切り）200g
カットわかめ（水でもどす）乾3g
しょうが（せん切り）適量
梅しょうがだれ　適量

作り方

❶タイに塩、酒をふる。
❷鍋にキャベツ、わかめ、タイ、しょうが、水大さじ3（分量外）を入れてふたをして中火にかける。蒸気が上がってきたら弱火にして7分ほど蒸して火を消す。
❸梅しょうがだれをかける。

【梅しょうがだれ】（作りやすい分量）

梅干し（種を除く）1個
おろししょうが　小さじ2
みりん　大さじ1と½
酒　大さじ1
しょうゆ　小さじ1

作り方：耐熱容器にみりん、酒を入れ、電子レンジで30秒加熱する。包丁でたたいた梅干し、しょうが、しょうゆを加えて混ぜる。

「気」をチャージする鶏肉と長芋でいたわる

食べすぎなど思い当たることがないのに下痢や軟便になるのは、心身の疲労が原因かもしれません。薬膳で鶏肉と長芋（山芋）は、どちらも「気」をチャージして、心身を元気にする食べ物です。中国医学でも長芋（山芋）は滋養強壮効果が高く、整腸作用も期待できるため、「山薬《さんやく》」という生薬としても使われてきました。胃腸の調子を整え、「気」のエネルギーを生み出す食材をとり合わせておかゆを作ってみませんか。自分のことを優先し、いたわってあげましょう。

養生アドバイス
おなかを下しやすく、体のだるさを感じやすくなったら、内臓が冷えているのかもしれません。冷たい飲み物や食べ物をできるだけ控え、体を温める食材（しょうが、にら、にんにくなど）をとりましょう。沸騰させた湯を50℃くらいに冷ました「白湯《さゆ》」を朝と寝る前に飲み、おなかを温める生活を心がけてください。

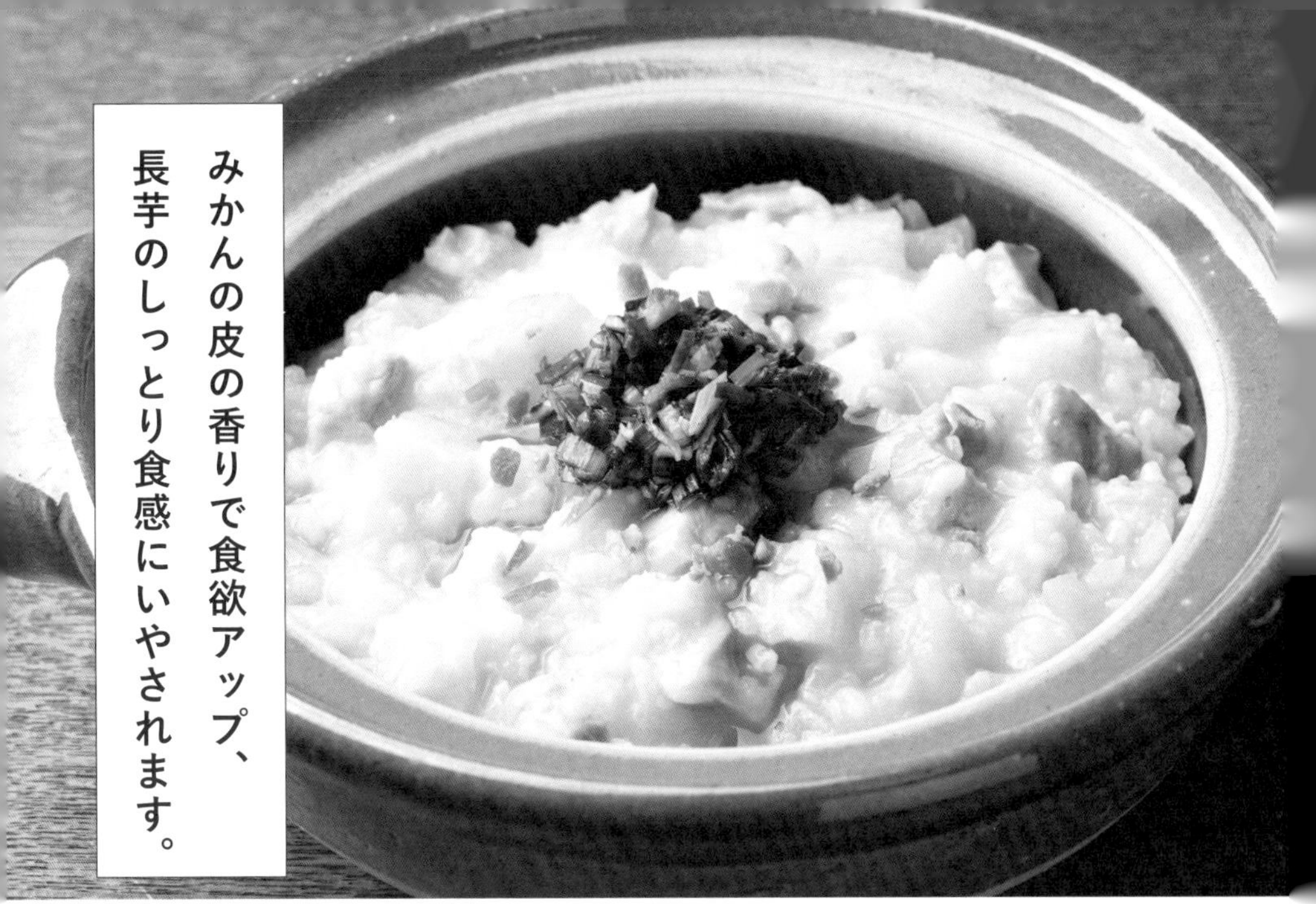

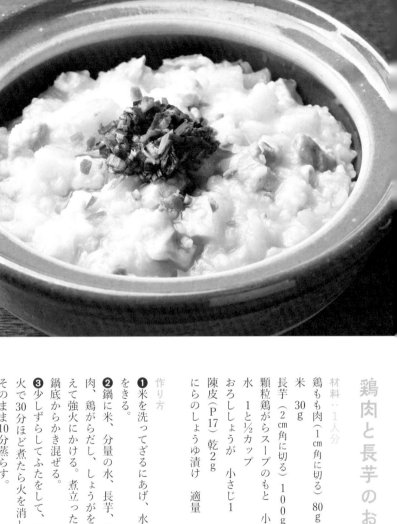

みかんの皮の香りで食欲アップ、
長芋のしっとり食感にいやされます。

鶏肉と長芋のおかゆ　陳皮風味

材料：1人分

鶏もも肉（1㎝角に切る）　80g
米　30g
長芋（2㎝角に切る）　100g
顆粒鶏がらスープのもと　小さじ1
水　1と½カップ
おろししょうが　小さじ1
陳皮（P17）乾2g
にらのしょうゆ漬け　適量

作り方

❶米を洗ってざるにあげ、水けをきる。
❷鍋に米、分量の水、長芋、鶏肉、鶏がらだし、しょうがを加えて強火にかける。煮立ったら鍋底からかき混ぜる。
❸少しずらしてふたをして、弱火で30分ほど煮たら火を消し、そのまま10分蒸らす。
❹にらのしょうゆ漬けをのせ、陳皮を散らす。

【にらのしょうゆ漬け】（作りやすい分量）

にら（小口切り）½束（50g）
しょうゆ　小さじ2
酢　小さじ1と½
ごま油　大さじ1
豆板醤　小さじ1

作り方：にら、しょうゆ、酢を混ぜ合わせる。フライパンにごま油と豆板醤を入れて弱火で熱し、香りが立ったら、にらしょうゆに加えて混ぜる。

◎おかゆにトッピングするとおなかを温め、スタミナもアップ！

便秘

ごぼう、キクラゲ、長芋、きのこでお通じをよく

働き盛りの人に多い便秘は、ストレスや食習慣などによって、「気」のめぐりが悪くなり、大腸の中で便が停滞しているタイプです。肌トラブルは腸の鏡。不要な物質がたまると、ニキビや吹き出物、肌荒れとして体の表面にあらわれます。そんな悩みを改善するのが、腸内の掃除をし、余分な熱や毒素をとり除く「毒出し食材」といわれるごぼうやキクラゲ。きのこや長芋（山芋）には消化吸収の機能を高める役割もあるので、とり合わせて豚汁にしてみませんか。

養生アドバイス

男女ともに高齢になると筋力の低下、腸の動きが鈍くなる便秘を訴える人が急増。中国医学で高齢者の便秘は、便を押し出す「気」のエネルギーと腸管を潤す「体液」や「血」の不足が原因ととらえます。「豚肉ときのこ、わかめの鍋」（P75）で足りないものをチャージしましょう。

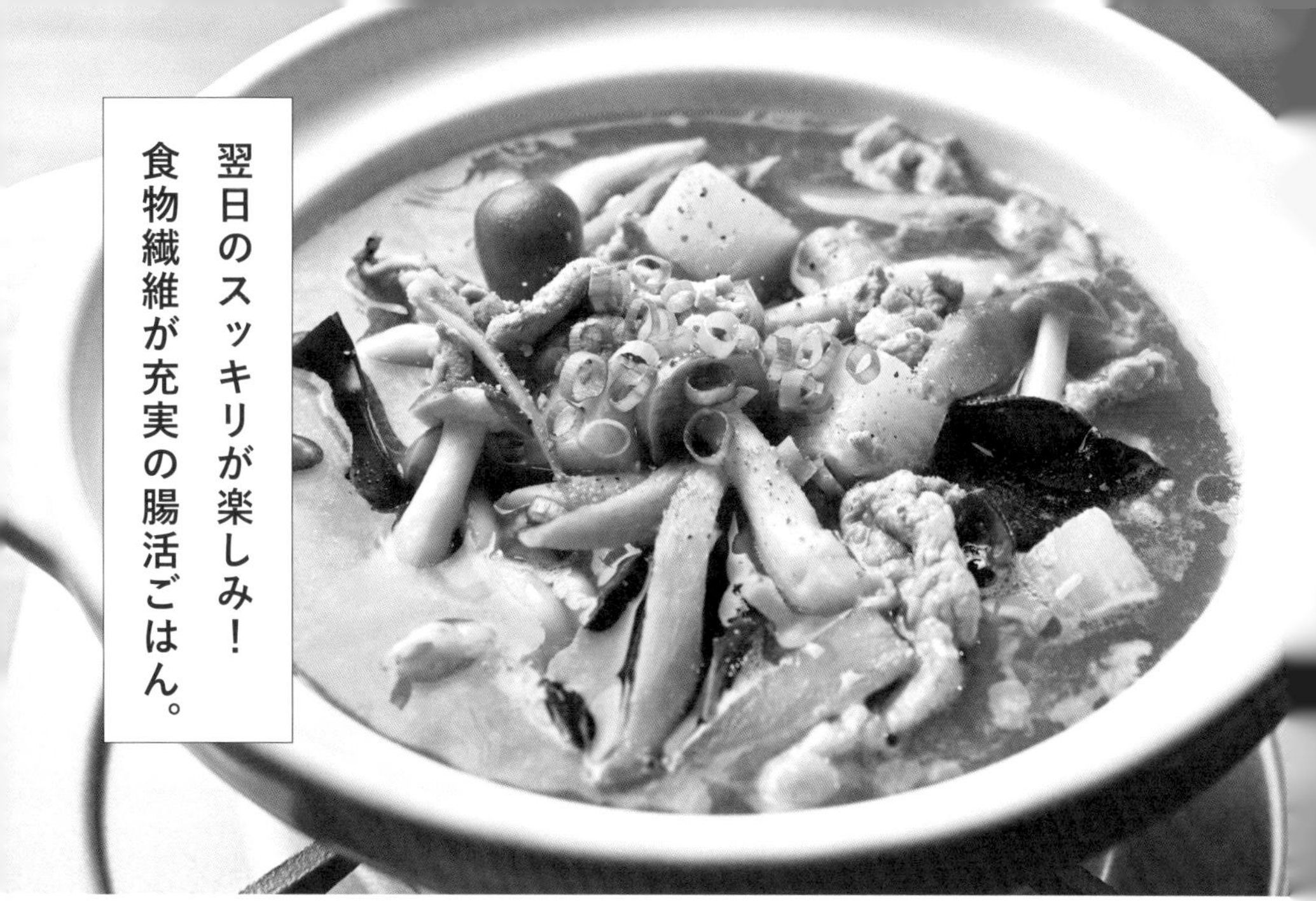

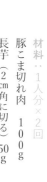

翌日のスッキリが楽しみ！
食物繊維が充実の腸活ごはん。

長芋ときのこ、ごぼうの豚汁

材料：1人分×2回

豚こま切れ肉　100g
長芋（2cm角に切る）50g
しめじ（根元を切り、ほぐす）50g
もどしたキクラゲ（P14）約20g
ごぼう（ささがきにする）1/3本
油　小さじ2
干ししいたけと昆布のだし
350mℓ
みそ　大さじ1
青ねぎ（小口切り）適量
粉さんしょう（好みで）適量
ごま油（好みで）適宜

＊長芋のかわりに里芋でもよい。

作り方

❶鍋に油を入れて弱火で熱し、ごぼうを炒める。
❷豚肉を加えて炒め合わせ、だし、長芋、しめじ、キクラゲを加えて中火で煮る。
❸煮立ったら弱火にして4分煮て、長芋がやわらかくなったら、みそを溶き混ぜる。
❹青ねぎ、粉さんしょうを散らし、ごま油をたらす。

◎炒めOKの土鍋を使うこと。

ごぼうは傷みやすいので、まとめてささがきにし、炒めてから小分けにして冷凍保存を。凍ったまま豚汁に加えてOKです。

大腸の働きを整え、キクラゲで余分な熱をとる

痔《ぢ》の原因は、排便時のいきみ、便秘や下痢、座りっぱなしの時間が長いことなどが挙げられます。薬膳では大腸の働きを整え、腫《は》れをとる作用を持つ食べ物を用います。キクラゲは便通をよくし、腸管の掃除をして炎症をおさえると考えられています。チンゲン菜も余分な熱をとり、血のめぐりをよくするとされる青菜。鍋にしてとり合せ、腸をいたわり、アルコールや香辛料などの刺激物、砂糖、乳製品を控えることが、痔の予防と症状の悪化を防ぎます。

養生アドバイス

出産後に生じる痔は、「気」のエネルギーが消耗し、肛門が外に出てしまう「脱肛」であることが多いようです。「気」のエネルギーが不足すると臓器の下垂につながります。出産後は「ごはんきんちゃく入りサムゲタン」（P45）、「コチュジャン入りタッチム」（P73）などのエネルギーをチャージする料理を食べましょう。

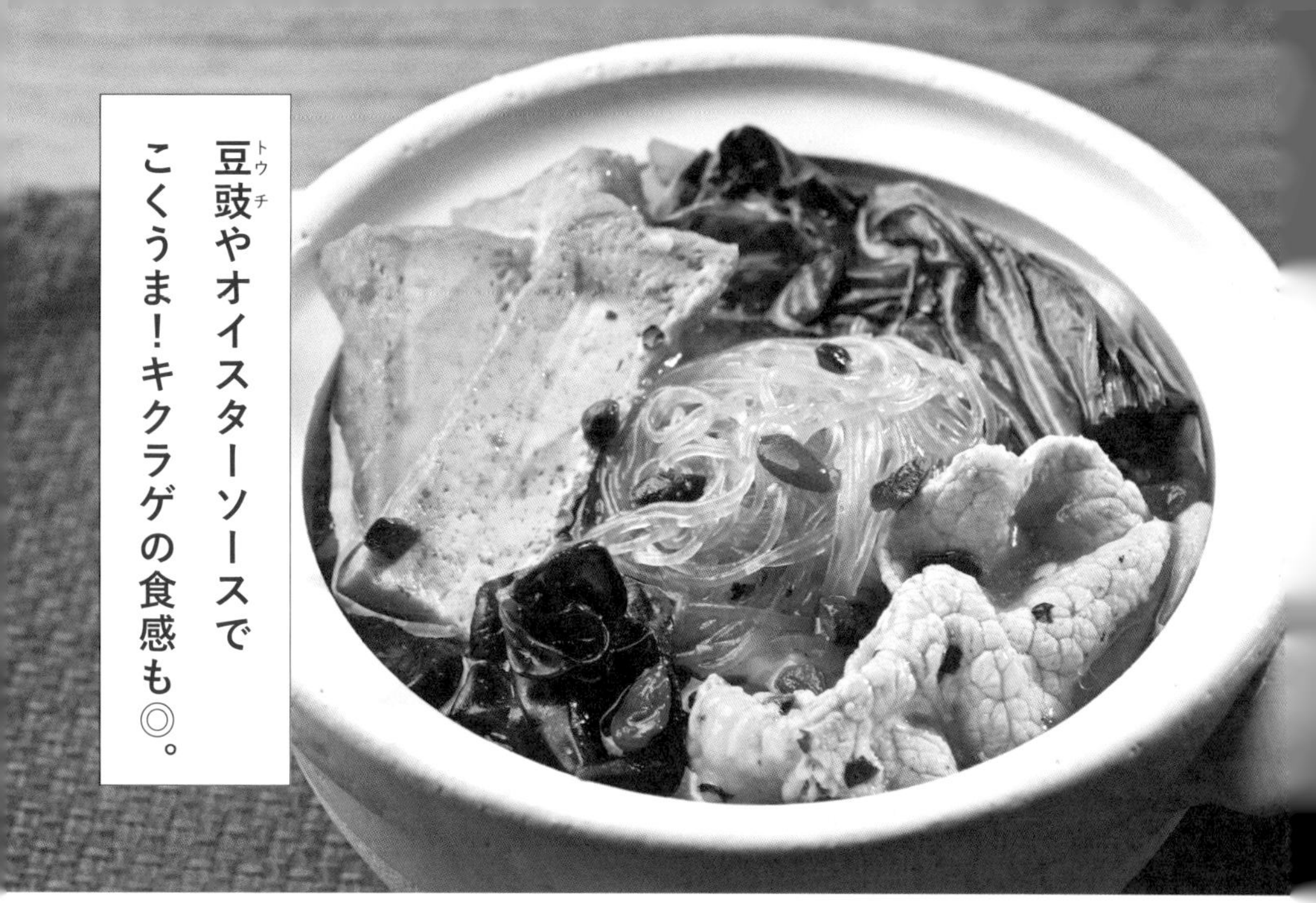

豆豉《トウチ》やオイスターソースでこくうま！キクラゲの食感も◎。

豚肉と厚揚げ、キクラゲの中華風鍋

材料：1人分

豚ロース薄切り肉（食べやすく切る）50ｇ
厚揚げ（1㎝幅に切る）½枚
チンゲン菜（長さを半分に切り、根元は4つ割にする）1株
もどしたキクラゲ（Ｐ14）約30ｇ
はるさめ（もどす）乾20ｇ
刻みにんにく　小さじ1
豆豉（みじん切り）小さじ1
ごま油　小さじ2
煮干しと昆布のだし　350㎖
おろししょうが　小さじ1
酒　大さじ1
オイスターソース　小さじ1
水溶き片栗粉（片栗粉 小さじ1・水 小さじ2）
くこの実（Ｐ12）小さじ1

＊豆豉がない場合はみそを使う。

作り方

❶鍋ににんにく、豆豉、ごま油を入れて弱火にかける。香りが立ってきたらだし、しょうが、酒を加えて中火で煮る。
❷煮立ってきたら厚揚げ、豚肉、キクラゲ、はるさめを加え、具材に火がとおったらオイスターソース、チンゲン菜を加えてひと煮する。
❸水溶き片栗粉でとろみづけし、くこの実を散らす。

◎炒めOKの土鍋を使うこと。

赤、紫、黒、濃い色の食材で内側から輝く麗《うるわ》しい肌に

しみやくすみは、「瘀血《おけつ》」といわれる血行不良から起こります。「血《けつ》」の流れが停滞すると、その部分に色素沈着が起こり、しみができやすくなってしまうのです。赤、紫、黒などの血液に似た濃い色の食べ物で「血」に栄養を与え、血行を促進して「瘀血」をとりさっていきましょう。紫キャベツや紫玉ねぎは、「血」のめぐりをよくする野菜です。サラダやマリネに使うことが多いかもしれませんが、体を温めるためにも蒸し物や煮物にすることをおすすめします。

養生アドバイス

赤い色の食材‥‥あずき、トマト、桃、くこの実、ベリー系のフルーツ、パプリカ、サフラン、紅花、ローズティー、ハイビスカスティー

黒い色の食材‥‥黒豆、黒米、キクラゲ、わかめ、黒ごま

紫色の食材‥‥紫キャベツ、紫玉ねぎ、紫芋、なす

豚肉と紫キャベツの洋風蒸し鍋

材料：1人分
豚ロース薄切り肉（食べやすく切る）100g
塩・こしょう　少々
紫キャベツ（7㎜幅に切る）100g
紫玉ねぎ（せん切り）½個
オリーブ油　大さじ1
にんにく（薄切り）1かけ
A
水　1と½カップ
顆粒コンソメスープのもと　小さじ1と½
塩　少々
黒こしょう　適量
パセリ（みじん切り）適量

作り方
❶豚肉に塩、こしょうをふる。
❷鍋にオリーブ油、にんにくを香りが立つまで炒め、豚肉を中火で炒める。肉の色が変わったら紫キャベツ、紫玉ねぎを加えて軽く炒める。
❸Aを加えてふたをし、弱火で5分煮て具材に火をとおす。黒こしょう、パセリをふる。

◎炒めOKの土鍋を使うこと。

元気をもらえる紫色の野菜をくたっと煮込んでたっぷりと。

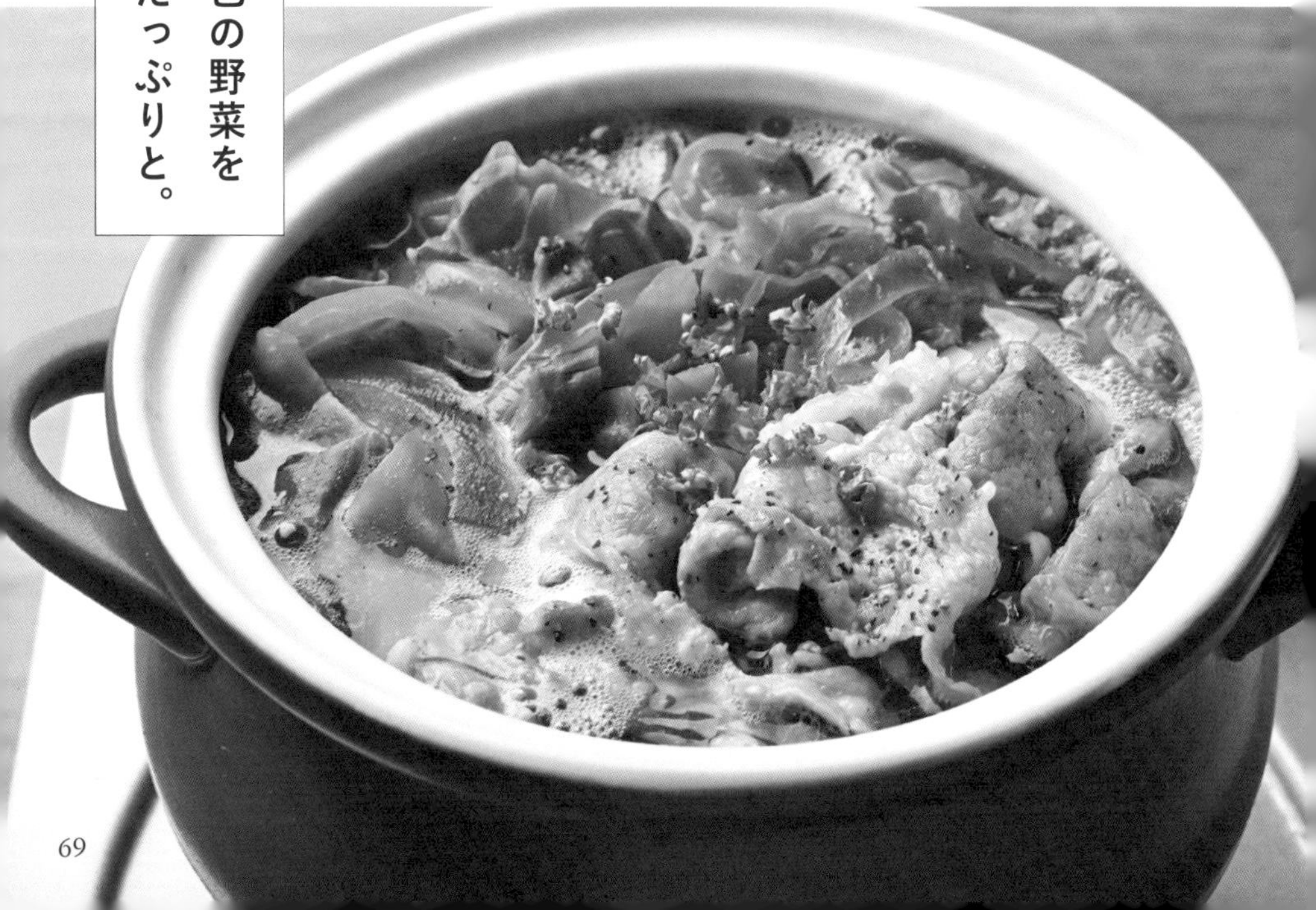

「肺」を乾燥から守り肌のバリア機能を高める

肌のしっとり感や肌のバリア機能に関係が深いのが、五臓の「肺」です。「肺」は乾燥に弱いので、空気の乾燥などで「肺」の働きが低下すると、しわができやすくなるほか、肌荒れやじんましんなどの肌トラブルにもつながります。乾燥によるしわが気になるときは、白キクラゲ、れんこん、「肺」のバリア機能を高めるきのこを積極的にとりましょう。とくに白キクラゲは「シロキクラゲ多糖体」という保水力の高い成分を含みます。喉の痛みにも◎。

養生アドバイス

れんこんは女性の美と健康を守る食材です。漢の時代のお墓から、器に入ったれんこんスープの化石が発見され、女性の精神安定の薬膳として使われていたことがわかっています。日本でも昔から咳《せき》止めに使われてきました。れんこんは、乾いた咳、喉《のど》の痛みや腫《は》れにもよいとされています。

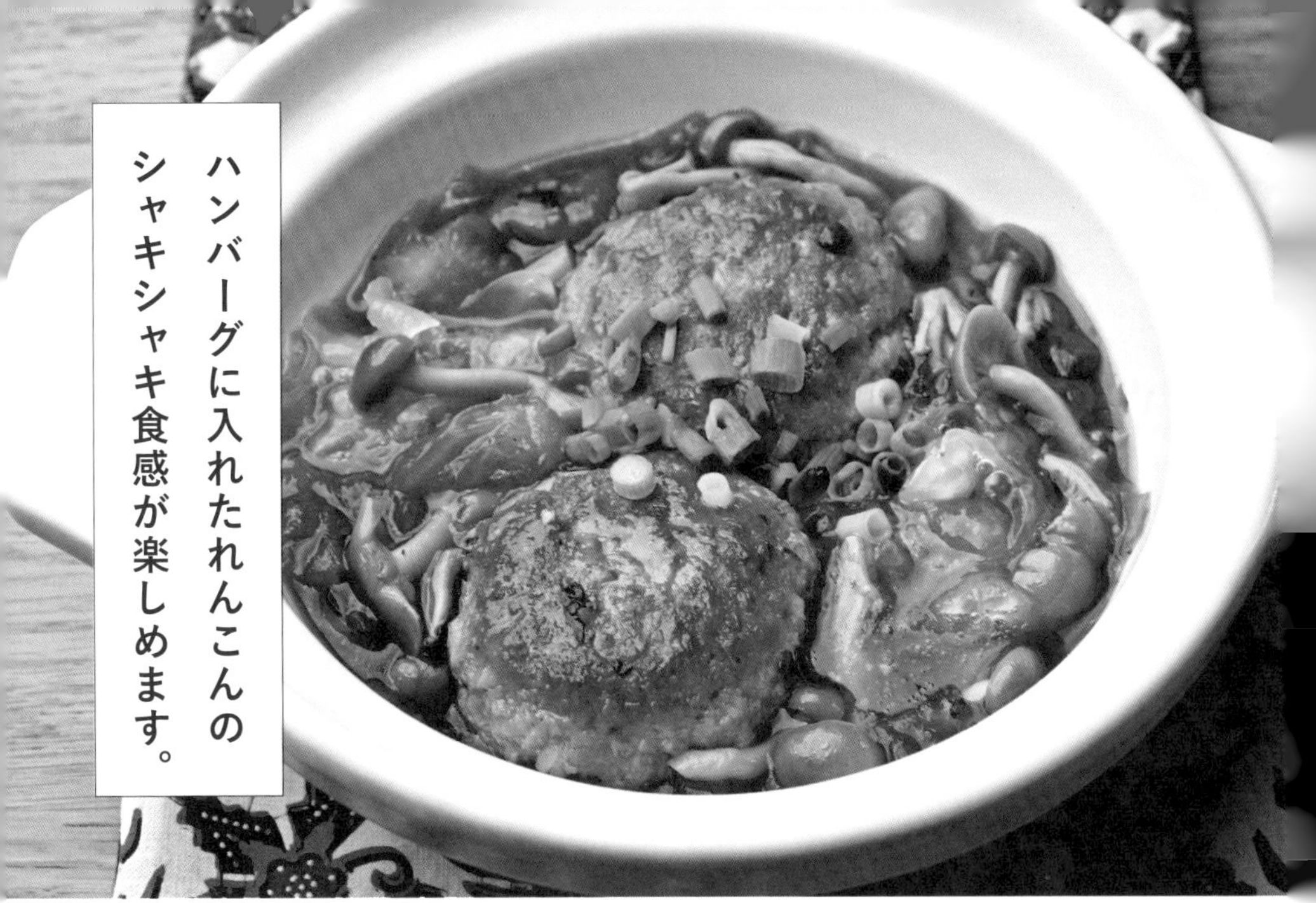

ハンバーグに入れたれんこんのシャキシャキ食感が楽しめます。

れんこんハンバーグ　きのこソース

材料：1人分

- 豚ひき肉　120g
- 塩・こしょう　少々
- れんこん（すりおろし30g／みじん切り30g）60g
- しめじ（根元を切り、ほぐす）50g
- 白キクラゲのとろとろ煮（P15）約100g
- ごま油　大さじ1と½
- A（混ぜ合わせる）
  - 豆豉（みじん切り）小さじ1強
  - 刻みにんにく　小さじ1
  - みりん　大さじ2
  - しょうゆ　大さじ1
  - 水　¼カップ
- 青ねぎ（小口切り）適量

作り方

❶豚ひき肉は塩、こしょうを入れてよく練り、れんこんを加えて軽く混ぜ、2等分にして小判形に整える。

❷鍋にごま油を中火で熱し、**1**の両面に焼き色をつけてとり出す。

❸同じ鍋でしめじと白キクラゲを炒め、**A**を加え、フツフツとしてきたら**2**を戻し入れる。ふたをしてごく弱火で5分ほど煮て、青ねぎを散らす。

◎炒めOKの土鍋を使うこと。

◎ソースをごはんにかけるのもおすすめ。

たるみ

肌にハリを出し老け顔をリセット

健やかな肌づくりで大切なのが五臓の「肺」と「脾《ひ》」です。「脾」は食べた物から「気」というエネルギーと滋養を生み出します。また、臓器や皮膚が下がらないように維持する「昇堤《しょうてい》」という作用を持っています。そのため「脾」の作用が低下すると、肌がくすんだり、顔の表情筋が衰えてたるみが生じて老けた印象に。そんなとき頼りたいのが鶏肉、きのこ、なつめ、れんこんのとり合わせです。「脾」を丈夫にして「気血」の充実を助けます。

養生アドバイス

鶏肉、きのこ、なつめ、れんこんを使った「コチュジャン入りタッチム」（P73）は、やる気の低下、疲れやすい、貧血などのエネルギー低下や、栄養不良からくる不調を感じるときにもおすすめです。

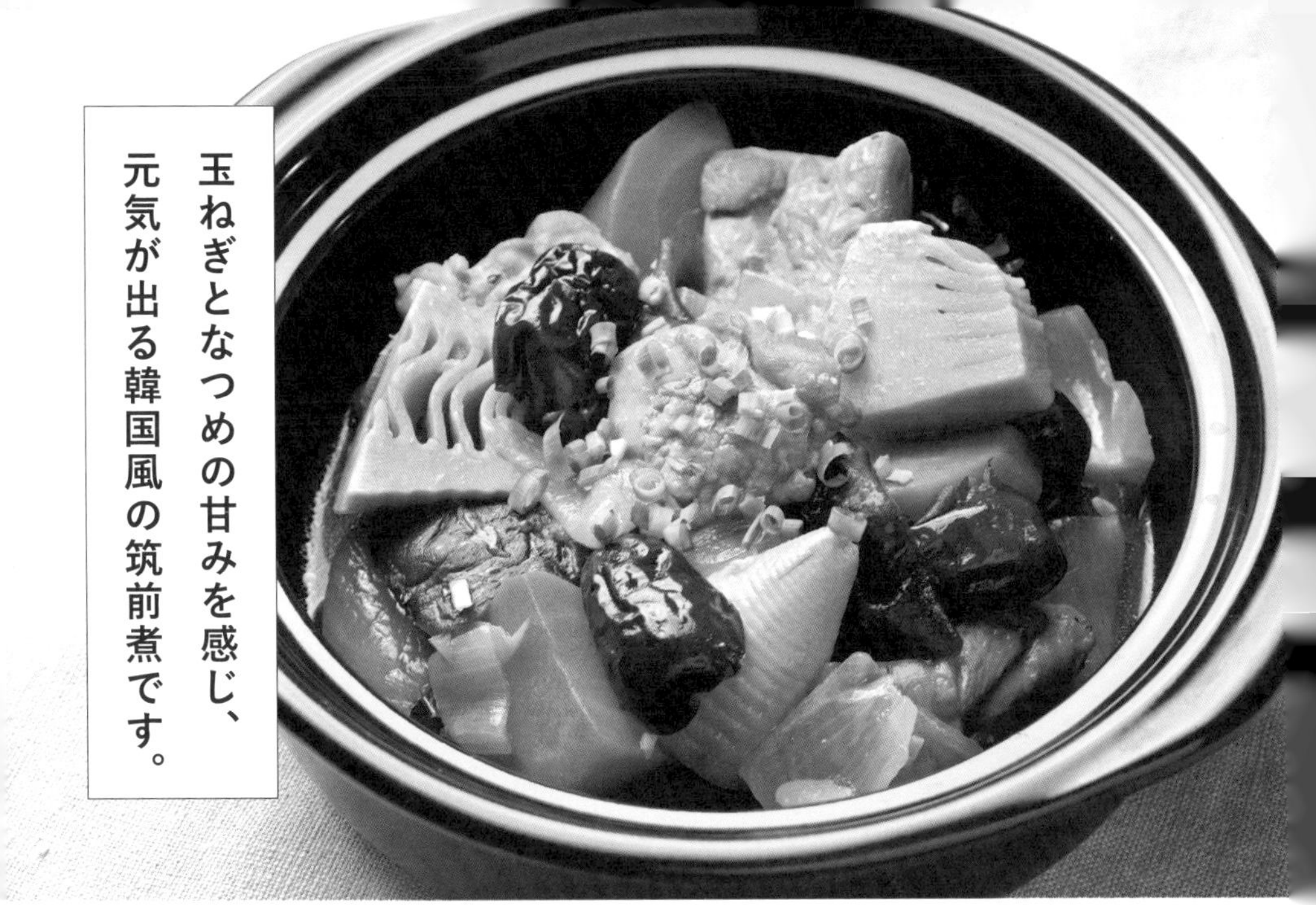

玉ねぎとなつめの甘みを感じ、
元気が出る韓国風の筑前煮です。

コチュジャン入りタッチム

材料：1人分

鶏もも肉（食べやすく切る）100g
塩・黒こしょう 少々
干ししいたけ 小2枚
水 120mℓ
たけのこ水煮（ひと口大に切る）50g
にんじん（ひと口大の乱切り）小½本
玉ねぎ（ひと口大に切る）¼個
もどしたキクラゲ（P14）約20g
なつめ（縦半分に切る）2個
ごま油 小さじ1
刻みにんにく 小さじ1
A
酒 大さじ1
しょうゆ 大さじ1
みりん 小さじ2
コチュジャン 小さじ½
青ねぎ（あれば）適宜

作り方

❶干ししいたけは分量の水に1時間ほど浸してもどし、軸を除いて食べやすく切る。鶏肉に塩、黒こしょうをふる。
❷鍋にごま油、にんにくを入れて弱火で熱し、鶏肉に軽く焼き色をつける。
❸たけのこ、にんじん、玉ねぎ、キクラゲ、なつめ、しいたけをもどし汁ごと加える（もどし汁は50mℓほどになっている）。
❹Aを加えて中火にかけ、煮立ったらひと混ぜし、弱火で10分ほど煮る。煮汁がほぼなくなるように上下をかき混ぜてからめ、青ねぎを散らす。

◎炒めOKの土鍋を使うこと。

黒い色の食材ときのこで栄養を充実させて美髪に

中国医学では髪を「血余《けつよ》」と呼び、「血《けつ》」が十分足りていれば美しい髪になると考えられています。「血」が不足する「血虚《けっきょ》」になると、髪まで栄養が行き渡らず髪が細くなったり抜けたりします。「血」の滋養を高めるには、わかめなどの海藻や、黒ごまなどの黒い色の食材（Ｐ68参照）を積極的に食べましょう。豚肉ととり合わせて鍋にすることで、海藻から発毛をサポートする亜鉛などの微量ミネラルもしっかりとれます。

養生アドバイス

「血」は睡眠不足や多忙によるストレスなどによっても消耗します。抜け毛やパサつきなどのトラブルは、心の余裕をなくしているサインかも。24時までに寝る、自分だけの時間を15分でもいいので確保するなど、ついつい後回しになってしまう自分のことを優先することも大切です。

豚肉ときのこ、わかめの鍋

材料：1人分

豚ロース薄切り肉（食べやすく切る）100g
しめじ（ほぐす）100g
えりんぎ（縦に裂く）1～2本
生わかめ（食べやすく切る）30g
┌煮干しと昆布のだし 350㎖
│酒 大さじ1
└塩 少々
ラー油 適量
黒ごまだれ 適量
青ねぎ（小口切り）、みょうが（せん切り）、カットレモン 適量

作り方

❶鍋にだし、酒、塩を入れて中火にかける。
❷豚肉、しめじ、えりんぎ、わかめを加えて煮て具材に火をとおし、ラー油をたらす。
❸黒ごまだれ、青ねぎ、みょうが、レモンを添える。
◎しめはフォーがおすすめ。

【黒ごまだれ】（作りやすい分量）

黒練りごま 大さじ1と½
黒すりごま 大さじ3
西京みそ 大さじ1と½
しょうゆ 80㎖
みりん 大さじ3
酢 大さじ1と½

作り方：たれの材料をなめらかになるまでよく混ぜ合わせる（冷蔵庫で1週間ほど保存可能）。
◎つけめんのたれとしても活用できる。

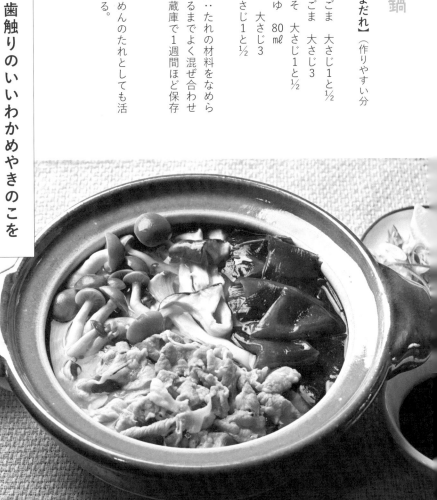

歯触りのいいわかめやきのこを
こっくりと濃厚な黒ごまだれで。

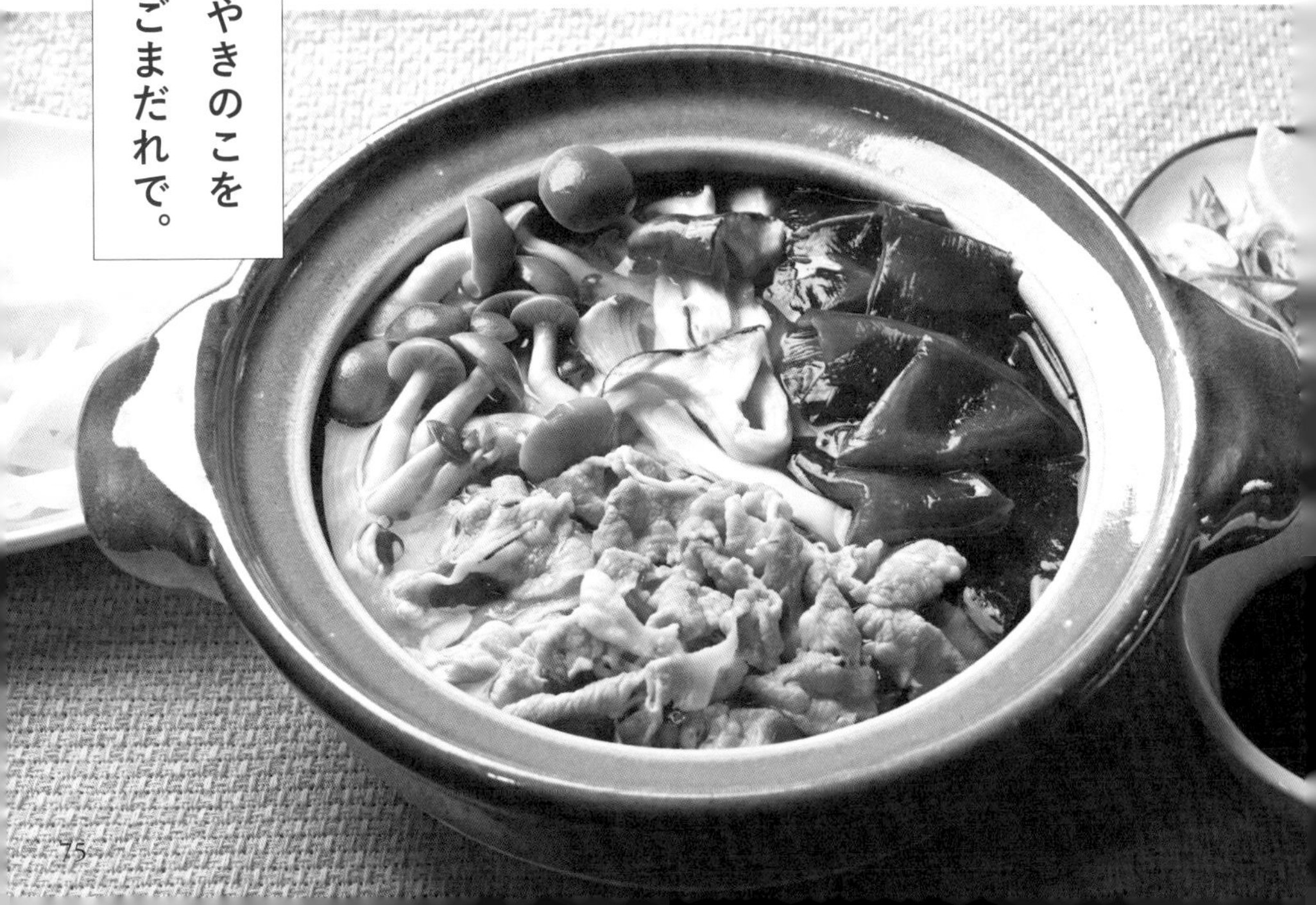

「腎《じん》」と「肝《かん》」に栄養を与え よく歩いて骨を育てる

中国医学では、「腎」は骨と、「肝」は筋肉と深いつながりがあります。骨を強くするには「腎」のパワーを補う骨つきの肉や魚を、筋力を保つには「肝」を養う卵をよく使います。とくに「腎」は加齢とともに消耗。骨がもろくなるので更年期以降は、「腎」の働きを高めることが大切です。また、中国医学で歩くことは「腎」の若さを保つには欠かせないといわれています。座りっぱなしの時間を少なくし、遠くまで歩くことを心がけ、骨折のリスクを減らしましょう。

養生アドバイス

骨の健康にはカルシウムだけでなく、たんぱく質、ビタミンD、ビタミンK、ビタミンB群、ビタミンC、ビタミンAなど多くの栄養が必要です。サバ缶はたんぱく質、カルシウム、ビタミンDが豊富。卵やサバ缶は手軽に食べられるのもいいところ。干ししいたけとのとり合わせも骨対策におすすめです。

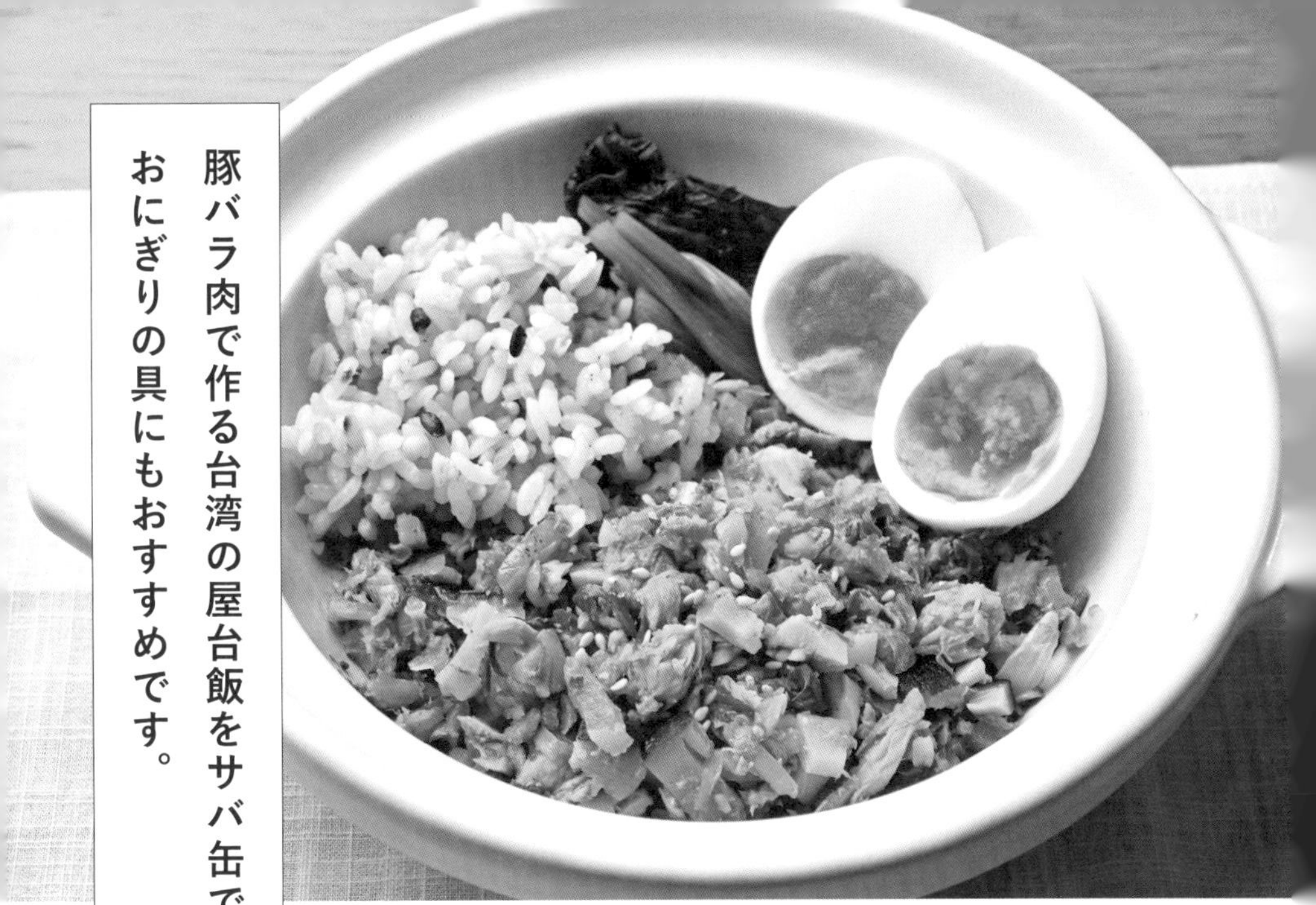

豚バラ肉で作る台湾の屋台飯をサバ缶で。
おにぎりの具にもおすすめです。

サバ缶のルーロウ飯風

材料：1人分×2回

サバの水煮缶　1缶
玉ねぎ　½個
たけのこの水煮（みじん切り）60g
高菜漬け（みじん切り）30g
干ししいたけ　乾10g
水　70mℓ
ごま油　小さじ2
刻みにんにく　小さじ1
おろししょうが　小さじ1
赤唐辛子（輪切り）5～6個
A
しょうゆ　大さじ1
みりん　大さじ1
酒　大さじ1
削り節　1袋
えごま油（P33）小さじ2
白いりごま　小さじ1
雑穀ごはん、ゆでたほうれん草（冷凍OK）、ゆで卵　適量

作り方

❶干ししいたけは分量の水に1時間ほど浸してもどし、5㎜角に切る。
❷鍋にごま油、にんにく、しょうが、赤唐辛子を入れて弱火にかける。香りが立ってきたら玉ねぎを加えて炒める。
❸サバの水煮を缶汁ごと、1のしいたけ、たけのこ、高菜漬けを加えて炒め合わせる。
❹1のだし、Aを加えて中火で5分ほど煮て、煮汁が少なくなってきたら削り節を加えて混ぜて火を消す。
❺雑穀ごはん、ほうれん草、ゆで卵を添え、白ごま、えごま油をかける。

◎炒めOKの土鍋を使うこと。

「腎《じん》」を強化してキビキビ動ける体に

薬膳では「同類相補《どうるいそうほ》」という考え方があり、似たような形のものは補い合う効果があるといわれてきました。たとえば、P76で解説したように、足腰の強化には「腎《じん》」を補う骨つきの肉がもってこい。中国では豚足の煮込みもよく使われます。長芋も「腎」をチャージし、心身に活力を与え「精」をつける作用があります。「鶏手羽元と長芋のタッカンマリ風」のような「腎」を強化する食材をとり合わせた料理は、体を動かしたあとの筋肉や関節の疲労回復にも◎です。

養生アドバイス

北京で中国医学を学んだときにお世話になった先生は、高齢でもシャキッとしていてお肌もツルツルでした。豚足をしょうゆ、黒酢、はちみつで煮たものを毎日少しずつ食べていて、それが若さの秘訣だとおっしゃっていたのが忘れられません。豚足ではなく鶏手羽元で作ってもいいですよ！

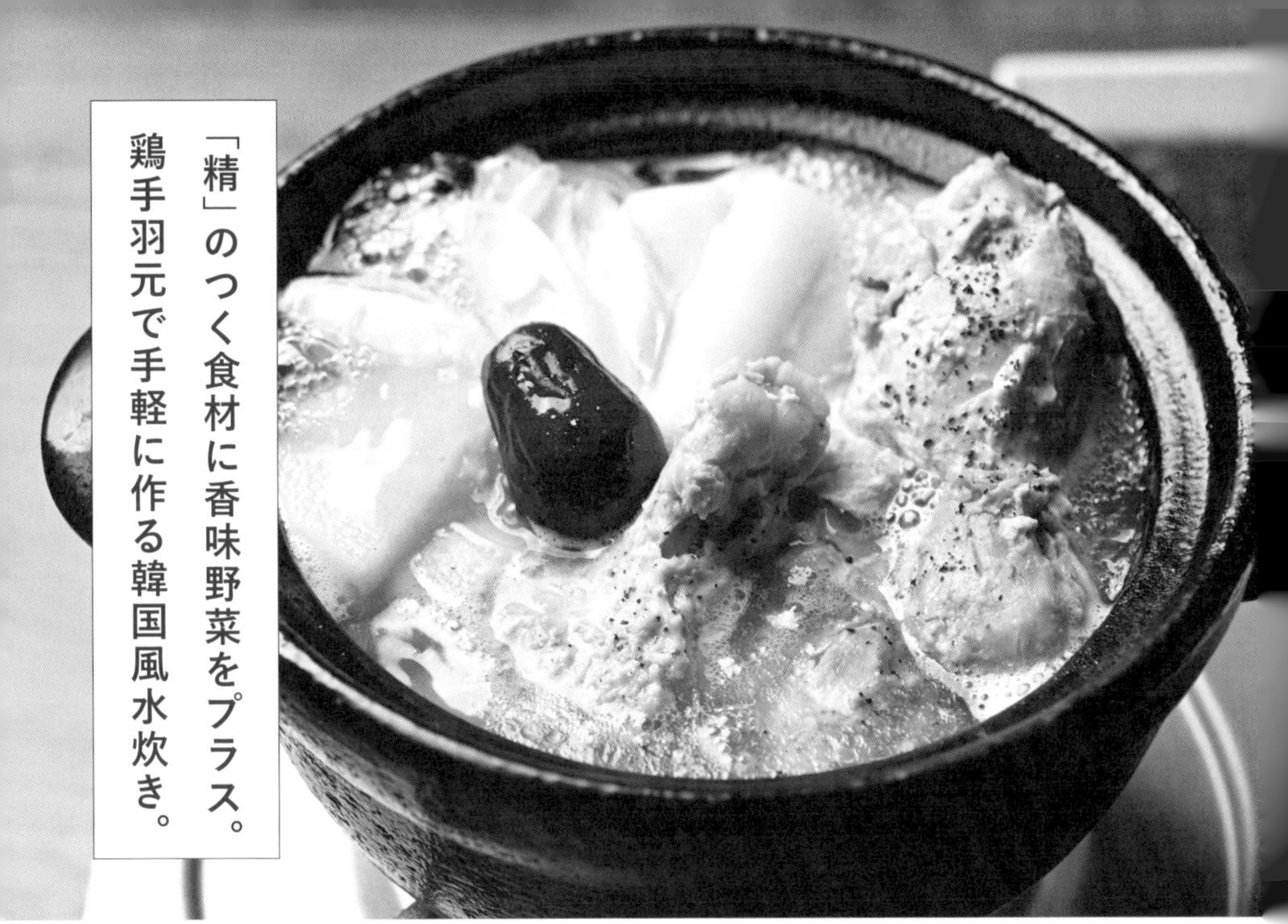

「精」のつく食材に香味野菜をプラス。鶏手羽元で手軽に作る韓国風水炊き。

鶏手羽元と長芋のタッカンマリ風

材料：1人分

鶏手羽元　4本（200g）
塩こうじ　大さじ1
A
- 長芋（1㎝厚さの輪切り）100g
- にんにく（薄切り）1かけ
- おろししょうが　小さじ1
- 酒　大さじ1

長ねぎ（斜め切り）½本
なつめ（P13）1個
トック（韓国のもち）70g
韓国風みそだれ　適量
黒こしょう　適量

作り方

❶鶏手羽元に塩こうじをもみ込んで30分ほどおく。
❷鍋に1、Aとかぶるくらいの水を入れて中火にかける。沸騰したらアクを除いて火を弱め、15分煮る。
❸長ねぎ、なつめ、トックを加え、7分煮る。黒こしょうをふり、韓国風みそだれを添える。

【韓国風みそだれ】（作りやすい分量）

しょうゆ　大さじ1
刻みにんにく　小さじ1
コチュジャン　小さじ1
はちみつ　小さじ1
練りからし　1㎝分
酢　小さじ1

作り方：耐熱容器にしょうゆとにんにくを入れてラップをかけ、電子レンジで30秒加熱し、残りの材料を混ぜる。

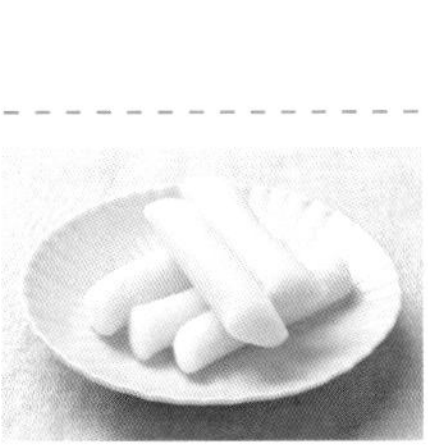

韓国のトック（細長いもち）はうるち米が原料。味のしみ込みがよく、煮崩れたり溶けたりしないので使いやすい。

女性の体は7年ごとに節目を迎える

中国最古の漢方の医学書『黄帝内経《こうていだいけい》』には、女性の体は7年ごと、男性の体は8年ごとに節目を迎え、体や精神のバランスが大きく変わると書かれています。次の節目に備えて薬膳の知恵をとり入れてみませんか。体をいたわる食べ方を意識して、いつまでも若々しい体と心をキープしましょう。

女性の体の節目

0歳	親から先天的な生命エネルギー「腎精《じんせい》」を授かる。
7歳	エネルギーが活性化し、乳歯から永久歯に生えかわる。
14歳	月経が始まり、妊娠が可能になる。
21歳	エネルギーが満ち、体格が成熟する。
28歳	筋肉が引きしまり、髪は最も豊かに生える。
35歳	顔がやつれ、白髪が出たり、毛が抜けはじめる。
42歳	顔面が憔悴《しょうすい》し、白髪が増える。
49歳	「腎精」が衰え、閉経する。

――『黄帝内経』現代語訳

パート②

女性特有の悩みとメンタル

生理が始まる前から血流をよくする食材を

月経痛や生理不順は、中国医学で血行不良を原因ととらえます。月経前は黄体ホルモンの分泌が増え、リンパ液がたまってむくみやすくなる人も。あずきにはむくみ解消、利尿作用もあるといわれているので、生理が始まる前からこまめに食べましょう。あずきといえばあんこの甘いイメージがあると思いますが、私のおすすめは塩あずき（P16、P43参照）。血流をよくする働きのあるトマト、さつま芋、にんじんと一緒に煮込んだミネストローネにしてみませんか。

養生アドバイス

・月経痛に冷えがともなう人＝「サケの酒かす鍋　サフラン入り」（P31）、「四川風薬膳火鍋」（P37）、「北京風ラム肉のしゃぶしゃぶ鍋」（P39）

・月経痛があり、経血に小さなかたまりが多い人＝「イワシのモロッコ風トマト鍋」（P25）、「サバ缶と大根のコチュジャン煮」（P33）、「豚肉と紫キャベツの洋風蒸し鍋」（P69）も参考にしてください。

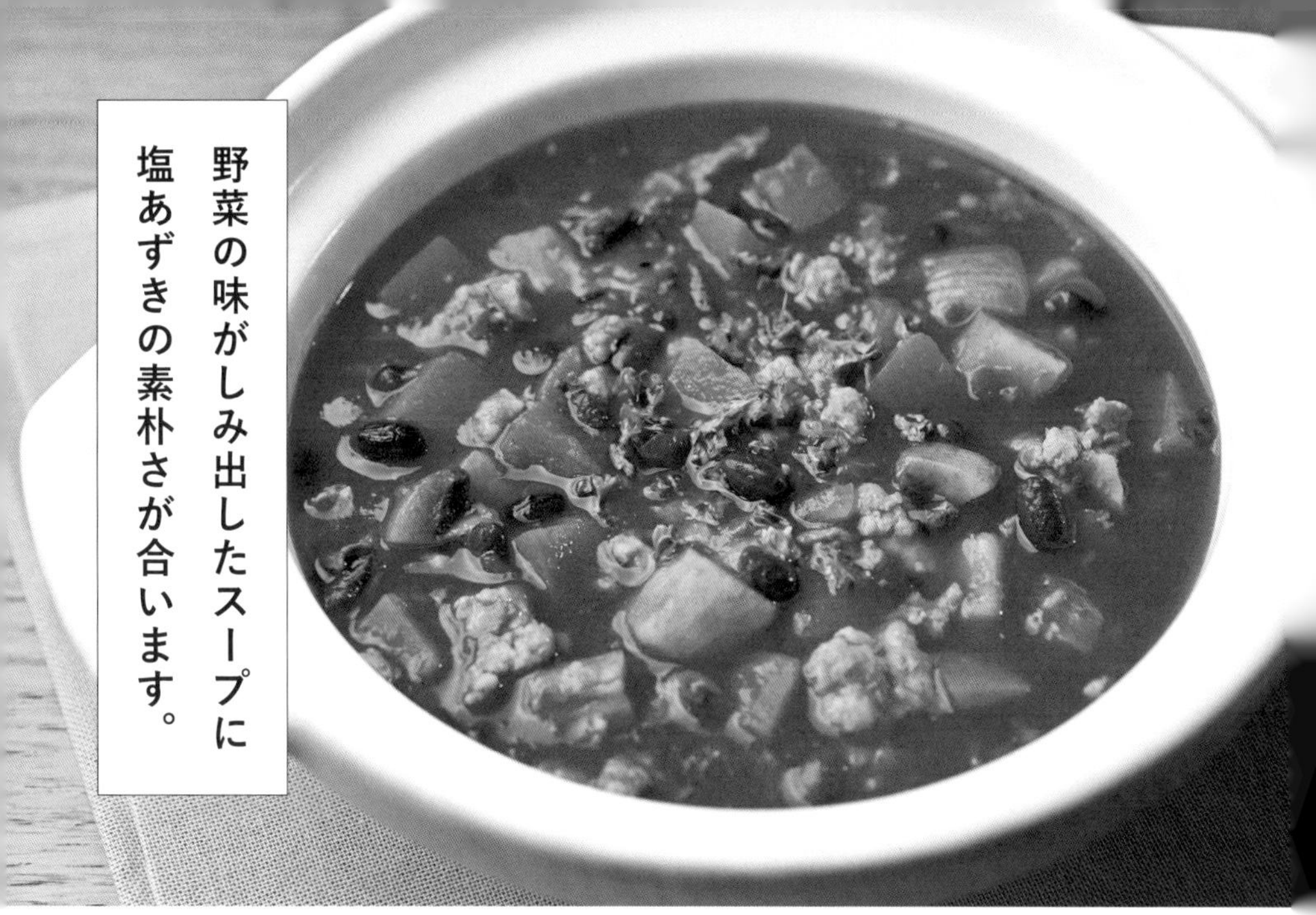
野菜の味がしみ出したスープに
塩あずきの素朴さが合います。

あずき入りミネストローネ

材料：1人分×2回

鶏ひき肉　100g
玉ねぎ（1cm角に切る）50g
さつま芋（1cm角に切る）40g
にんじん（1cm角に切る）40g
マッシュルーム（1cm角に切る）2個
カットトマト　100g
オリーブ油　小さじ2
刻みにんにく　小さじ1
塩・こしょう　適量
塩あずき（P16）40g
顆粒コンソメスープのもと　小さじ1
パセリ（みじん切り）適量

作り方

❶鍋にオリーブ油、にんにくを入れて弱火にかけ、香りが立ってきたら鶏ひき肉を炒め、塩、こしょうをふる。
❷玉ねぎ、さつま芋、にんじん、マッシュルーム、カットトマトを加えて炒め合わせる。
❸塩あずき（あれば煮汁適量）を加え、水をひたひたになるまで注ぎ入れる。
❹コンソメスープのもとを加えて具材に火がとおったら、塩、こしょうで味をととのえて、パセリを散らす。

◎炒めOKの土鍋を使うこと。

生命力を補うパワーがある赤や黒い色の食材に注目

ふだんから食事の内容が偏っていたり、時間が不規則だったり、欠食が多かったりすると、「気」のエネルギーが不足した「気虚《ききょ》」や「血《けつ》」の栄養が不足した「血《けつ》虚《きょ》」になります。女性は、生理がくるたびに「血」を消耗するので、常にチャージすることが大切です。赤や黒い色の食材を食べ続けることで元気になります。なつめは「気」と「血」の両方を補ってくれるので女性の不調には欠かせません。なつめ、皮つきのさつま芋、黒ごまを意識してとり、生命力を補いましょう。

養生アドバイス

生理サイクルが10日以上ずれる、経血の量が極端に多い、あるいは2日目から量が減ってしまうなども、「気虚《ききょ》」や「血《けつ》」の栄養が不足した「血虚《けっきょ》」ととらえます。生理後におなかに鈍痛が出たり、頭痛に悩まされるのは栄養不足かもしれません。このタイプの人は疲れやすく、めまい、冷え、貧血などの不調を抱えています。

さつま芋となつめの黒ごまがゆ

材料：1人分
米　30g
さつま芋（皮をむかずに1cm角に切る）小1本（120g）
なつめ（P13）3～4個
水　350mℓ
塩　小さじ½
黒すりごま　小さじ2

炊いたごはんで作るには
鍋にごはん150g、水1と½カップを入れ、ほぐす。さつま芋、なつめを加えて混ぜ、中火にかける。煮立ったら弱火にして少しずらしてふたをして10分煮る。火を消して10分蒸らす。

作り方
❶米を洗ってざるにあげ、水けをきる。
❷鍋に米と分量の水を入れて中火にかけ、煮立ったらさつま芋、なつめを加え、鍋底からかき混ぜる。
❸少しずらしてふたをして、弱火で30分ほど煮たら火を消し、そのまま7分蒸らす。
❹塩をふって混ぜ、黒すりごまをふる。

◎冷やしてココナッツミルクやはちみつをかけてもよい。

さつま芋となつめの自然な甘みでおやつとしてもおすすめのおかゆです。

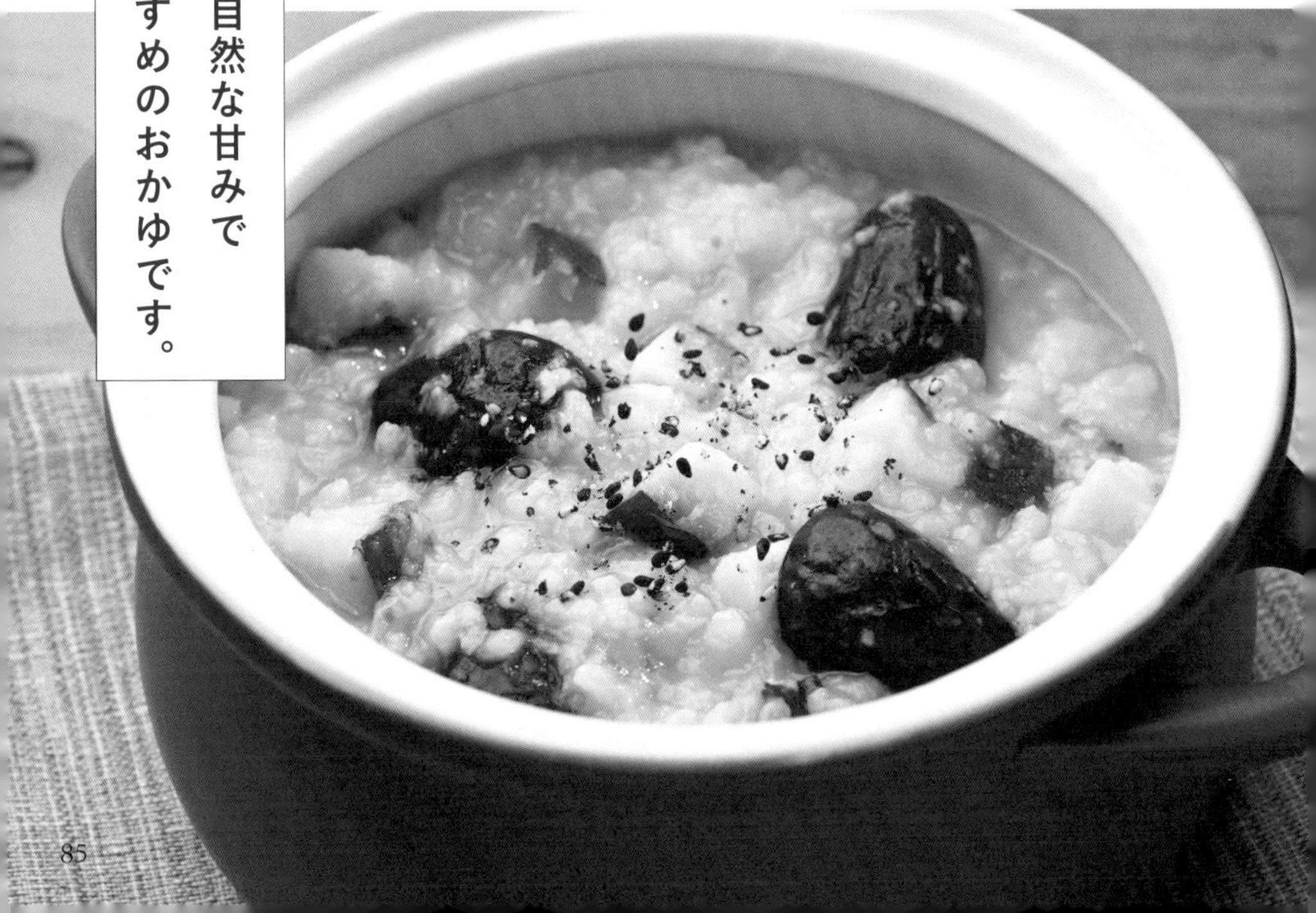

ウツウツとした気持ちをパクチーの香りで吹き飛ばす

PMS（月経前症候群）でよくある胸のハリ、腹痛、吹き出物、頭痛、肩こり。中国医学で全身にエネルギーをめぐらせる臓器の「肝」に負担がかかってうまく働かなくなった状態ととらえます。五臓の「肝」はストレスを受けとめ、怒りという感情をつかさどっているので、消耗するとイライラしやすい、攻撃的になるなど、心のバランスを崩します。パクチーは薬膳では「解鬱《かいうつ》」といってウツウツした気持ちをすっきりさせる生薬。レモンやなすとのとり合わせもおすすめです。

養生アドバイス
ストレスが多い人ほどPMSの不調を感じやすいものです。薬膳茶（P116～）でリラックスを心がけましょう。軽い運動はPMSを緩和します。薬に頼る前に、ティータイムや運動で自分を大切にする小さな習慣を始めてみましょう。

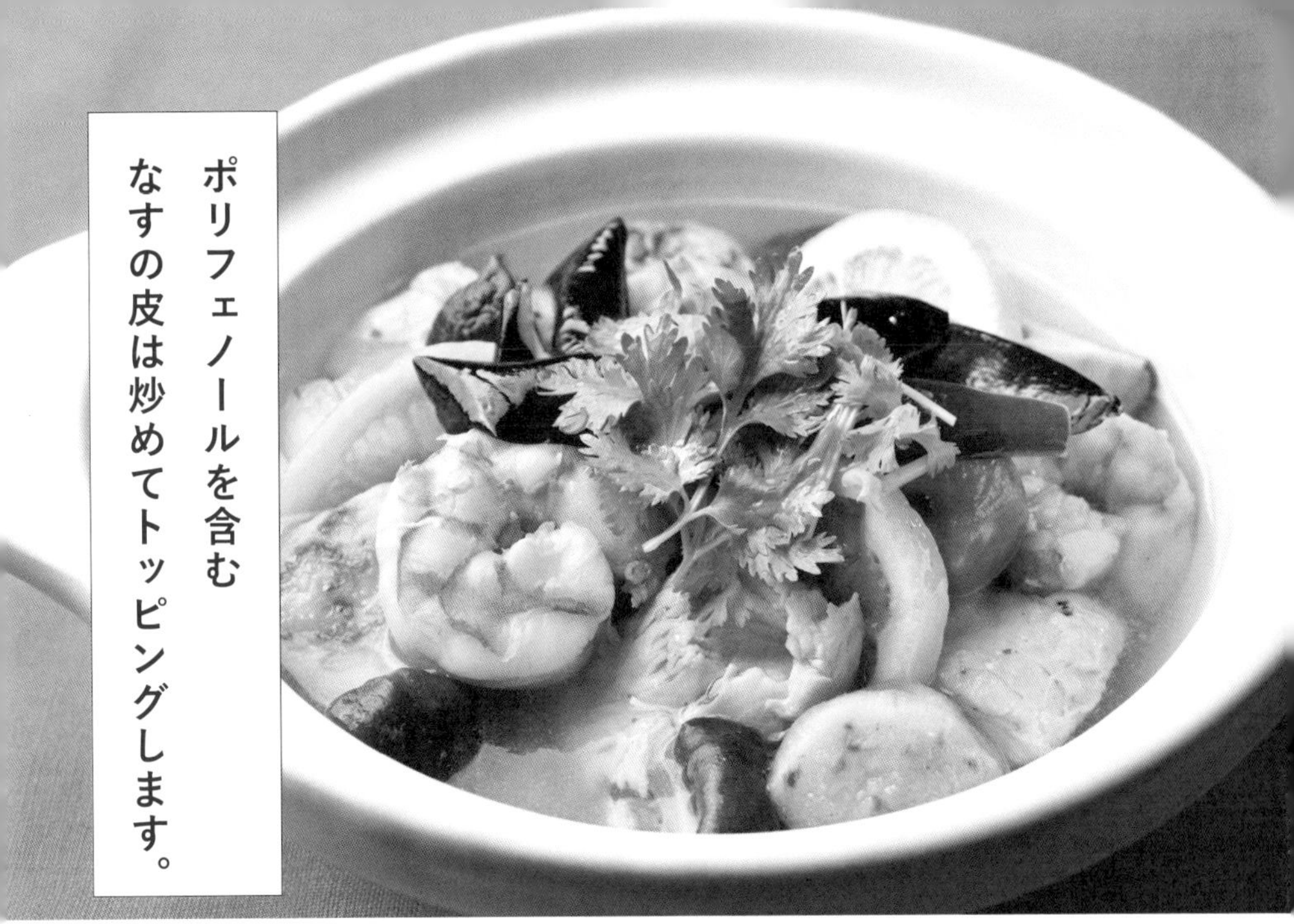

ポリフェノールを含む
なすの皮は炒めてトッピングします。

鶏肉とエビ、なすのレモン鍋

材料：1人分

鶏むね肉（そぎ切り）　80g
塩・こしょう　少々
むきエビ　4尾
なす（ピーラーで皮をむき輪切り／皮はとりおく）1本
生しいたけ（4つ割り）　2枚
レモンの輪切り　3枚
油　大さじ1
刻みにんにく　小さじ1
赤唐辛子（輪切り）　5〜6個

A
- 顆粒鶏がらスープのもと　小さじ1と½
- 水　1と½カップ
- ナンプラー　小さじ1
- 酒　大さじ1

ラー油　適量
パクチー（ざく切り）　適量

作り方

❶鶏肉に塩、こしょうをする。
❷鍋に油を入れて弱火で熱し、なすの皮を皮目を下にして入れ、軽く火をとおしてとり出す。にんにく、赤唐辛子を炒め、香りが立ってきたらなすを加えて炒める。
❸Aを加えて中火にかけ、煮立ったら鶏肉、エビ、しいたけを加えて具材に火がとおるまで煮る。レモンを加えてひと煮する。
❹ラー油をたらし、**2**のなすの皮とパクチーをのせる。

◎炒めOKの土鍋を使うこと。

潤いを与えるカキ、長芋、豆乳で更年期の体をラクにする

更年期を迎えると、人によってはつらい症状に悩まされることも。中国医学では「腎陰《じんいん》」という体に潤いを与える働きが衰え、のぼせ、ほてり、イライラ、不眠、肌の乾燥などがあらわれると考えます。体の熱をとるだけではなく、「腎陰」を増やすことで体に潤いを与え、ほてりをおさえます。意識してとりたいのはカキ、長芋（山芋）、豆乳。大豆や豆乳などの大豆製品はカルシウムを多く含み、大豆イソフラボン由来の女性ホルモンに似た作用を持つ成分もとれます。

養生アドバイス

薬膳でカキは「腎陰」を増やすだけでなく「血《けつ》」を補い、精神の安定をはかり、イライラを解消する快眠食材とされています。デスクワーク中心の人や受験生は、夕食にカキを食べましょう！　そのほかの快眠食材はP94を参考にしてください。

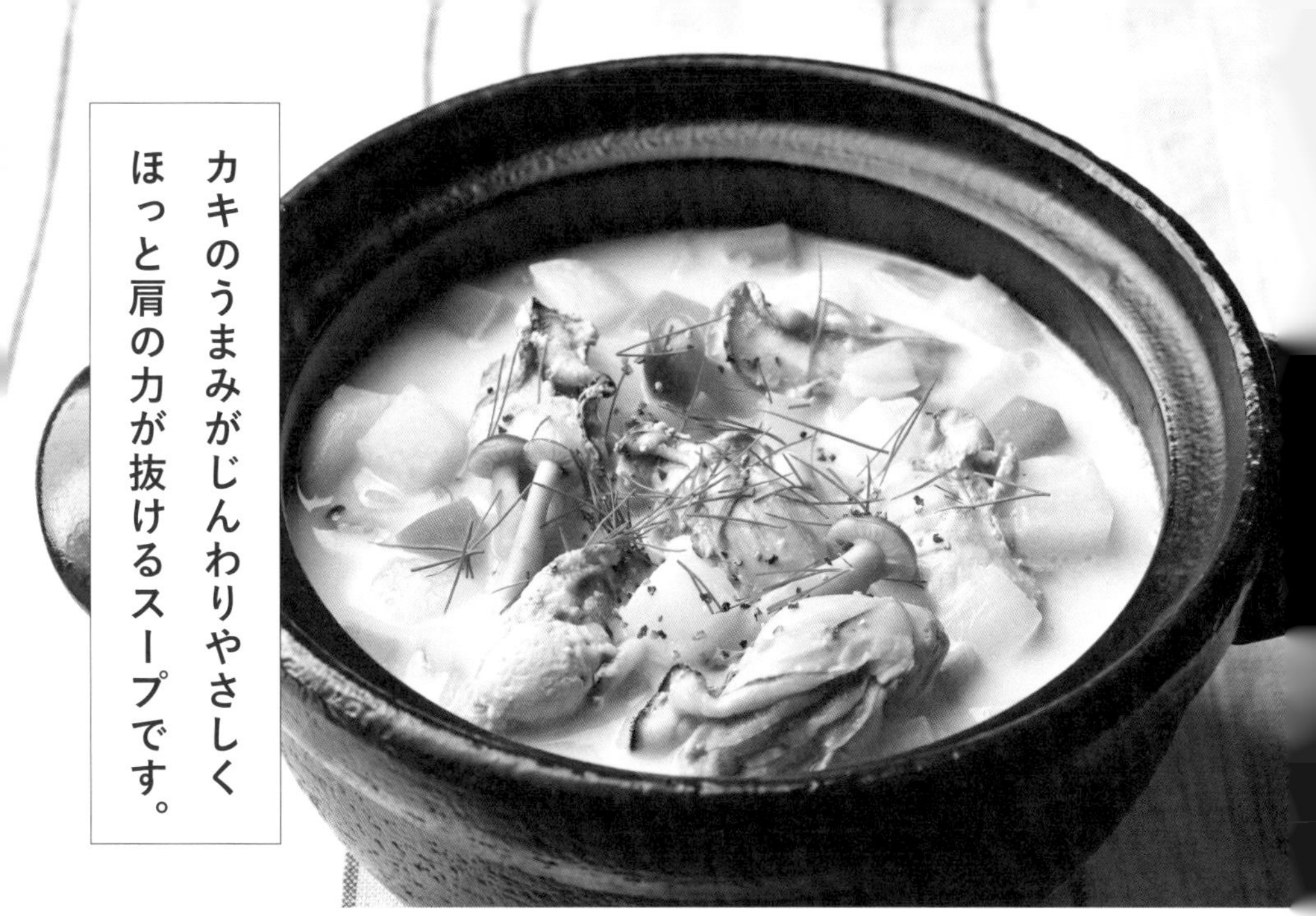

カキのうまみがじんわりやさしく
ほっと肩の力が抜けるスープです。

カキと長芋の豆乳クラムチャウダー鍋

材料：1人分

- 加熱用カキ（冷凍OK）　120g
- 玉ねぎ（1cm角に切る）　½個
- にんじん（1cm角に切る）　⅓本
- 長芋（1cm角に切る）　60g
- しめじ（根元を切ってほぐす）　30g
- ┌昆布　5cm角1枚
- └水　1カップ
- オリーブ油　大さじ1
- 小麦粉（米粉）　大さじ1
- 酒　大さじ1
- ┌白みそ　小さじ2
- └豆乳　80mℓ
- 塩　ひとつまみ
- 黒こしょう　適宜
- ディル（あれば）　適宜

作り方

❶昆布は分量の水に15分以上浸す。
❷カキは片栗粉（分量外）をまぶして流水で洗いキッチンペーパーでふく。
❸鍋にオリーブ油と玉ねぎを入れて弱火で炒め、透きとおったらにんじん、小麦粉を加えてしっとりするまで炒める。
❹1を加え、煮立ったら鍋底からかき混ぜながら3〜4分煮る。
❺長芋、しめじ、カキ、酒を加えてさらに3〜4分煮る。
❻白みそと豆乳をよく混ぜて5に加え、塩、黒こしょうで味をととのえ、ディルを散らす。

◎炒めOKの土鍋を使うこと。

牛肉で「肝《かん》」に栄養を与えしなやかな体に

更年期に関節の痛みや手のこわばり、足がつるといったトラブルが出る人がいます。病気が原因でない場合、筋や骨を強くするには、五臓の「肝」を養います。「肝」を養って筋肉の動きをよくするのは赤や黒い色の食材です（P68参照）。その中でも、牛肉には「強筋骨《きょうきんこつ》」という働きがあり、質のいい筋肉をつけ、骨を強くするといわれます。トマト、にんじん、赤ワイン、玉ねぎなど血流アップの食材も一緒にシチューにしてとり込みましょう。

養生アドバイス

牛すじ肉は、「強筋骨」の効果がとても高く、「気血《きけつ》」を補うとされています。牛すじが手に入ったら下ゆでして、あぶらを落とし、しょうが、にんにく、赤唐辛子、みりん、しょうゆ、酒で調味。黒米入りごはんを添えると、さらに筋肉の強化のパワーがアップします！　下ゆでした牛すじ肉でトマトシチューを作っても◎。

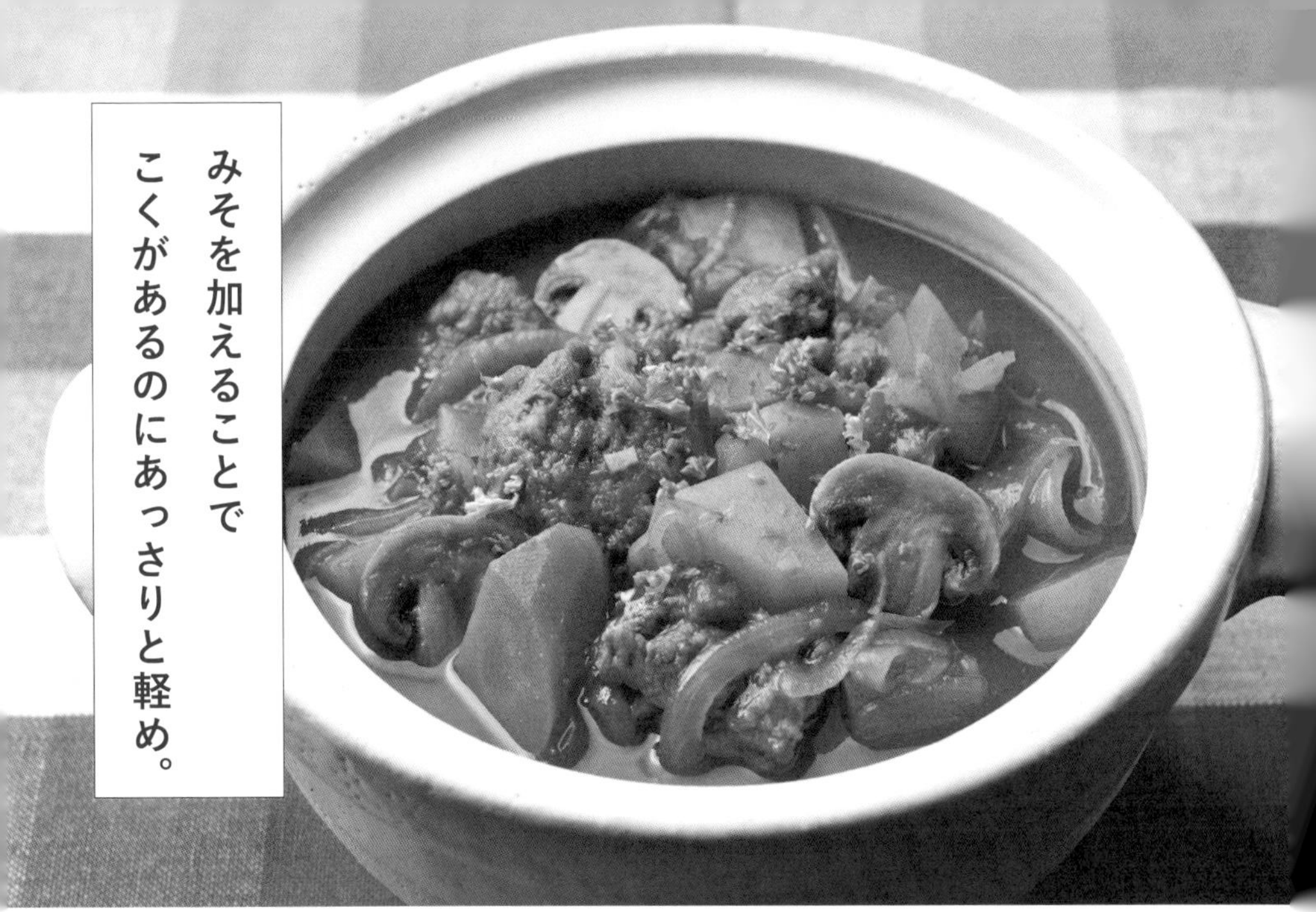

みそを加えることで
こくがあるのにあっさりと軽め。

牛肉のみそトマトシチュー

材料：1人分

- 牛こま切れ肉　100g
  - 塩・こしょう　少々
  - 小麦粉（米粉）　大さじ2/3
- 刻みにんにく　小さじ1
- 玉ねぎ（薄切り）　1/2個
- にんじん（小さめの乱切り）　1/2本
- じゃが芋（小さめの乱切り）　小1個
- マッシュルーム（2つに切る）　3個
- オリーブ油　大さじ1
- 小麦粉（米粉）　大さじ1
- A
  - 水　180mℓ
  - カットトマト　1/4カップ
  - 赤ワイン　1/4カップ
  - トマトペースト　大さじ1
  - みそ　小さじ2/3
  - 中濃ソース　大さじ1
  - 顆粒コンソメスープのもと　小さじ1
- パセリ（みじん切り）　適量

作り方

❶牛肉は塩、こしょうをふり、ひと口大に丸めて小麦粉をまぶす。

❷鍋にオリーブ油を入れて中火で熱し、1をときどき転がしながら焼き、焼き色がついたらとり出す。

❸同じ鍋でにんにく、玉ねぎを炒め、玉ねぎがしんなりしたら小麦粉をふり入れて混ぜる。

❹にんじん、じゃが芋、マッシュルーム、Aを加えて、ふたをして10〜12分煮る。

❺2を戻し入れて3〜4分煮て、パセリを散らす。

◎炒めOKの土鍋を使うこと。

不眠

がんばり過ぎて消耗する前に卵やアサリでチャージ

睡眠にかかわるのは「心《しん》」という臓器です。寝つけない、眠りが浅い、夢をよく見るのは、がんばり過ぎの結果かもしれません。仕事などに心血を注ぎ、「心」の養分となる「血《けつ》」が消耗したままだと睡眠の質が悪くなります。消耗した「心血」をチャージする卵とアサリで、心を鎮めて精神を落ち着かせましょう。アサリに含まれるビタミンB12は、神経細胞の機能維持に働き、睡眠・覚醒のリズムの乱れを整えるのに役立つとされています。

養生アドバイス

頭や目を酷使する、多方面への気づかい、睡眠不足でも「心血」は消耗していきます。「心血」を使いすぎると、オーバーヒート状態になり、精神や睡眠に不調をきたします。眠れないことにとらわれすぎるとますます目が冴えてしまうので、気分を切り替え、ときには夜食を楽しむのもいいですね。

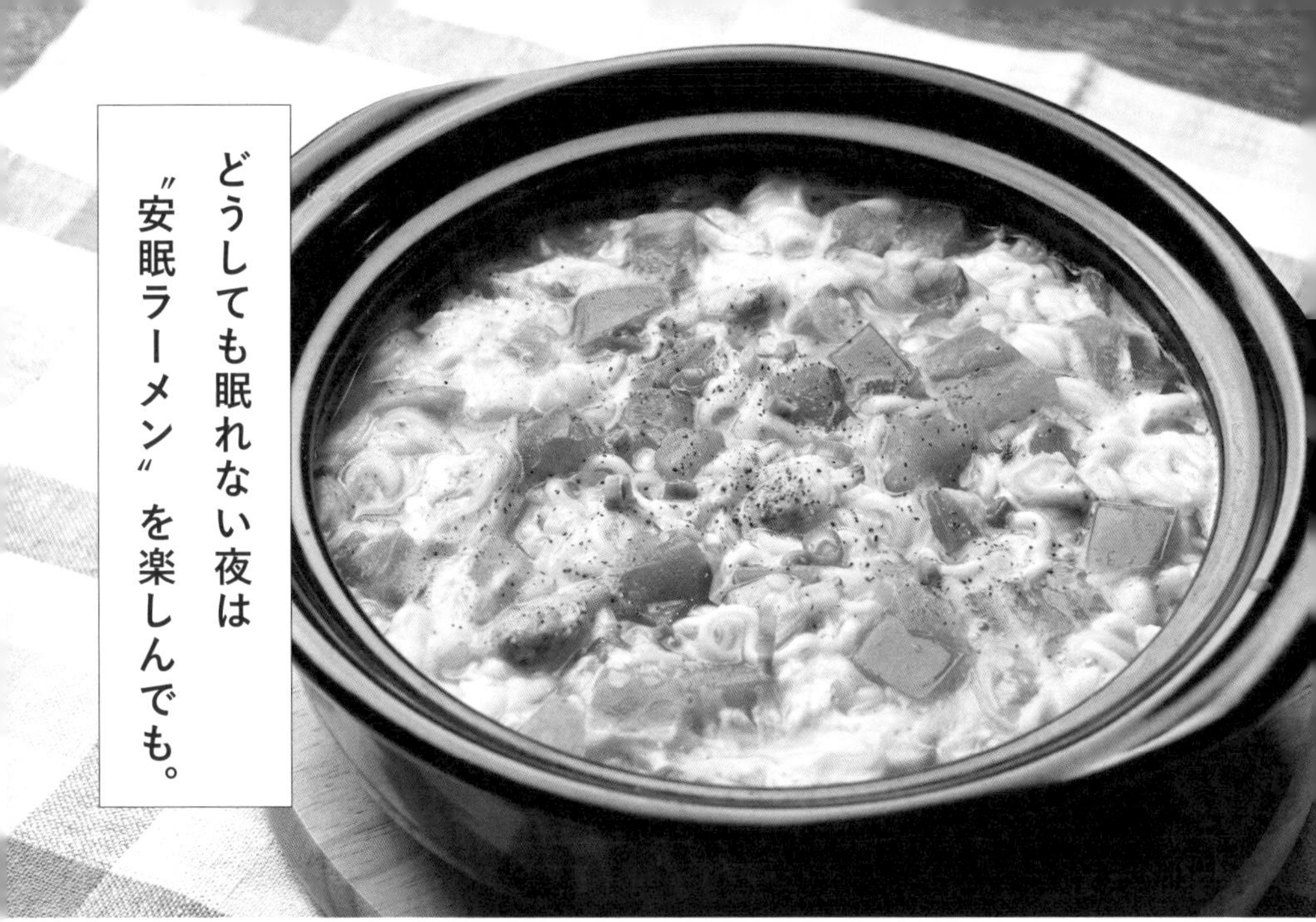

どうしても眠れない夜は〝安眠ラーメン〟を楽しんでも。

アサリとトマトの卵ラーメン

材料：1人分

インスタントラーメン　½袋
添付のスープのもと　½袋
水　250㎖
トマト（ざく切り）½個
アサリ（冷凍／むき身）40g
溶き卵　1個
黒こしょう　適量
青ねぎ（小口切り）適量

作り方

❶鍋に分量の水を入れて火にかけ、煮立ったらインスタントラーメンをゆでる。
❷トマト、アサリ、添付のスープのもとを加える。
❸溶き卵を**2**に回し入れる。
❹卵がかたまってきたら火を消し、青ねぎ、黒こしょうをふる。

夜食なのでインスタントラーメン1/2袋のレシピになっています。1袋で作る場合は、溶き卵以外の材料を倍にしてください。

「海のミルク」といわれる滋養食材のカキが眠りに導く

「心血消耗タイプ」（P92参照）以外に、加齢で「腎《じん》」の働きが低下して眠れない人もいます。中国医学では「心《しん》」だけでなく「腎」も睡眠にかかわっているため、衰えると深く眠れない、不眠、朝早く目覚めて二度寝できないなど睡眠の質が悪くなります。おすすめは「腎」をいたわる快眠食材のカキ。睡眠ホルモン「セロトニン」の生成に必要なアミノ酸やビタミンB_{12}などを含みます。同じく「腎」を滋養する長芋と海苔と鍋にしてみませんか。

養生アドバイス
そのほかの快眠食材＝シジミ、レタス、にがうり、蓮の芯（P120）、金針菜《きんしんさい》、豚肉や鶏肉のハツ（心臓）。眠りを誘う「食べる安眠茶」をP121で紹介しています。

カキと長芋の海苔鍋

材料：1人分

加熱用カキ（冷凍OK）　120g
長芋（5㎜厚さの半月切り）　100g
昆布　5㎝角1枚
水　300㎖
おろししょうが　小さじ1
焼き海苔　全型1枚
酒　大さじ1
塩　小さじ¼
うす口しょうゆ　小さじ1
三つ葉（ざく切り）　1束

作り方

❶昆布は分量の水に15分以上浸す。
❷カキは片栗粉（分量外）をまぶし、流水で洗ってキッチンペーパーでふく。
❸**1**を中火にかけ、フツフツとしてきたら昆布をとり出し、長芋、しょうがを加えて煮る。
❹長芋がやわらかくなったらカキと酒を加える。
❺煮立ったら弱火にして海苔をちぎって加え、塩、うす口しょうゆで調味し、三つ葉を加える。

カキと海苔のうまみがしみわたる中国福建省の名物スープ・紫《し》菜《さい》牡《ぼ》蠣《れい》湯《とう》。

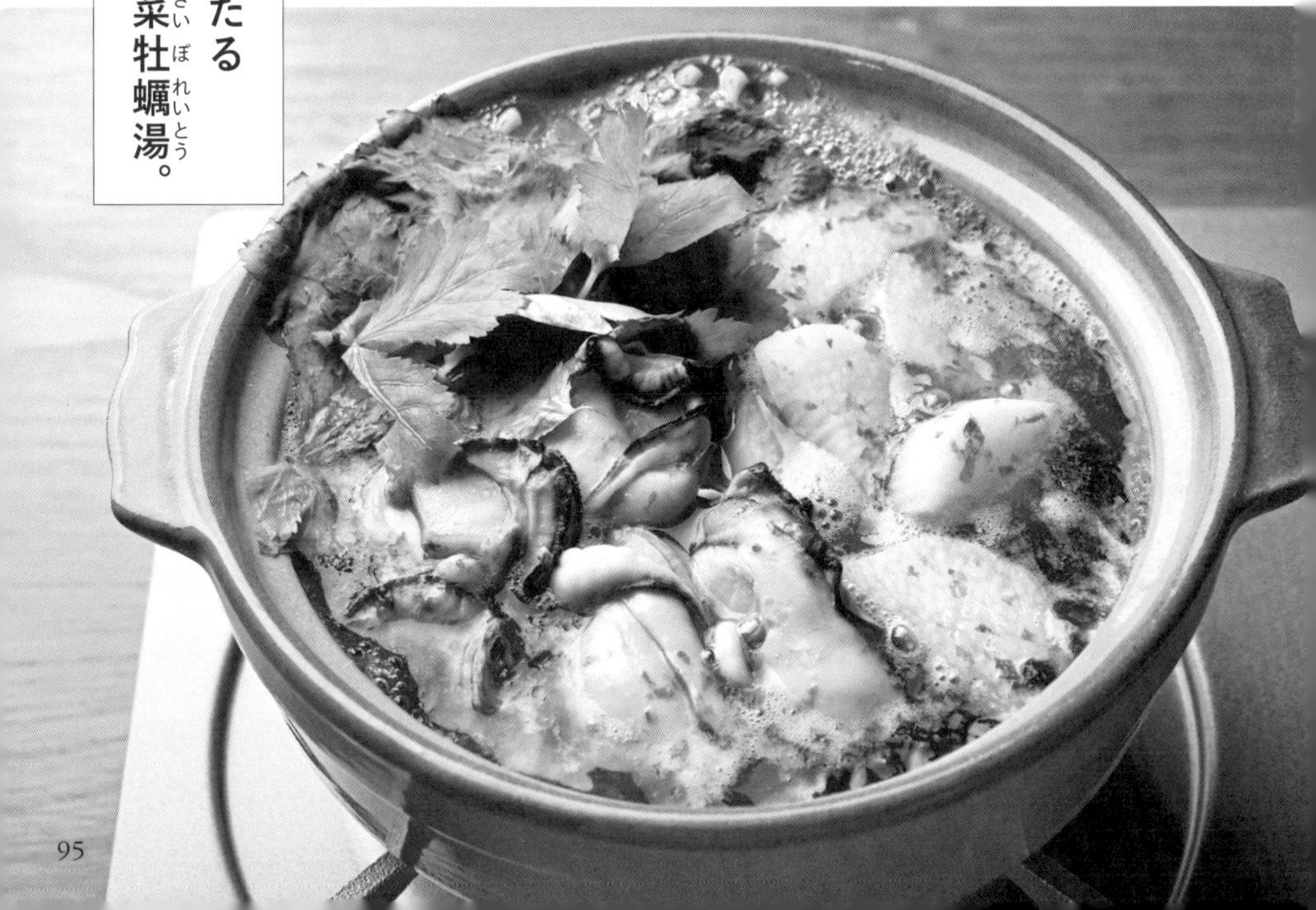

五臓と感情の
つながりを知ると
自分にもっとやさしくなれる

中国医学では体の臓器と感情が連携していると考えています。ある臓器が不調になると、その臓器がつかさどる感情がアンバランスになり、精神的ストレスにつながります。その反対に、精神的ストレスや感情の偏りから臓器が不調になることもあります。つまり体調には、感情のすべてがあらわれるのです。感情をすべて自分でコントロールするのはむずかしいものです。臓器をいたわりつつ、薬膳の力でメンタル不調を少しずつ整えていきましょう。

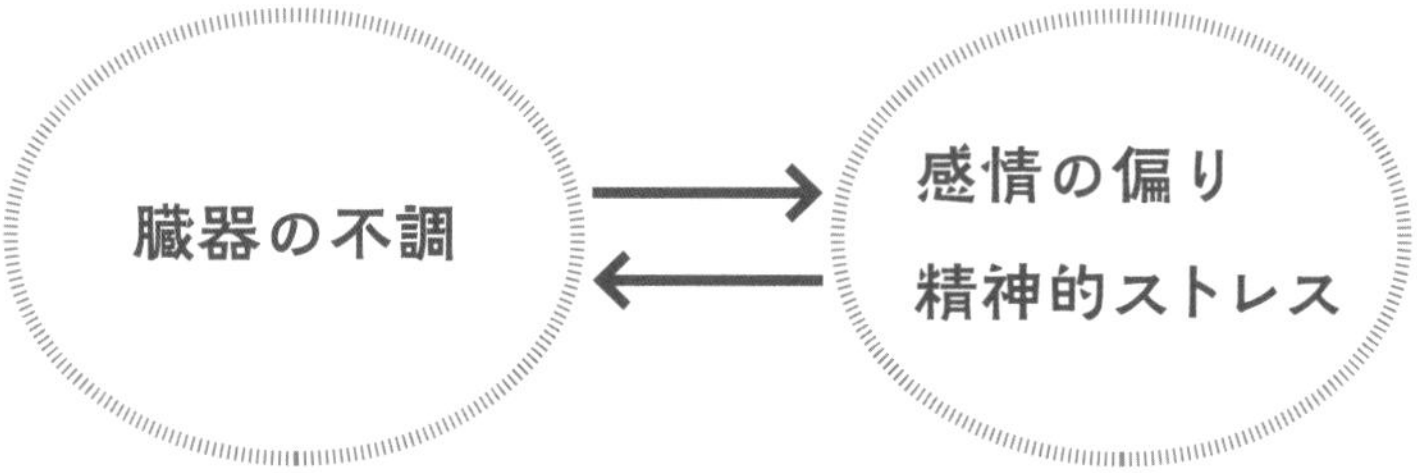

五臓と感情のつながり

五臓と関連する感情	解説
肝《かん》 ・怒り	ストレスを受け止める臓器で自律神経とかかわる。我慢が多い生活、慢性的なストレス、人との争いごと、生活習慣の乱れなどによって負担がかかるとエネルギーのめぐりが悪くなる。あごの痛み、喉《のど》のつまり感、出勤前の腹痛のほか、抑うつ感、イライラ感も出る。
心《しん》 ・喜び	精神活動や睡眠をつかさどる。神経をすり減らす、タスクが多い、睡眠不足、出産や授乳などで、心の栄養である「心《しん》血《けつ》」を消耗すると、喜んで物事にとり組む気持ちが失われ、迷いが多くなる。自分を責める、不眠、忘れっぽいなどのメンタル不調がでる。
脾《ひ》 ・思う	「思う」「思考する」などの精神活動に関係する。「脾」の消化システムが乱れると、やる気の低下、考えすぎ、ウツウツと思い悩むことが多くなる。中国医学では、過敏性腸症候群など腸の不調は過剰な「思考」によって、「脾」が傷つけられた状態ととらえる。
肺《はい》 ・悲しみ	今まで存在していたものが失われることによる悲しみは、「肺」を傷つける。パートナーやペットなど大切なものを喪失すると、「肺」が持つバリア機能が失われ、呼吸器の疾患や感染症にかかりやすくなる。また、「肺」は声とも関連しているので声が出づらくなることもある。
腎《じん》 ・恐れ ・驚き	生命エネルギーを蓄える電池である「腎」。加齢や不安から「腎精《じんせい》」というエネルギーが目減りすると、恐怖心が強くなり、疑り深くなったり、必要以上に戸締りが不安になったりすることも。高齢になってからの転居で「腎」に負担がかかり認知機能が低下するケースもある。

イライラ感が強い・焦り

セロリやカレー粉の芳香で「肝《かん》」をいたわり、心おだやかに

イライラして気持ちが晴れないのは、「肝」につながる「気」のめぐりが滞っているから。怒りの導火線にすぐに火がついてしまう状態です。そんなときは「気」のめぐりをよくする食材で落ち着かせましょう。セロリやセロリの葉、カレー粉の芳香が、「気」のめぐりをサポート。薬膳で体にこもった熱をとるときに使われるトマトやごぼうとのとり合わせもおすすめです。

養生アドバイス
「肝」の「気」のめぐりを助けるのは香りのよい食材です。セロリ、春菊、青じそ、バジル、パクチー、柑橘類の皮（レモン、みかんの皮、ゆずの皮、金柑）、スパイスなど。しその葉や陳皮は、イライラや抑うつ感がある人に処方される漢方薬にも入っています。

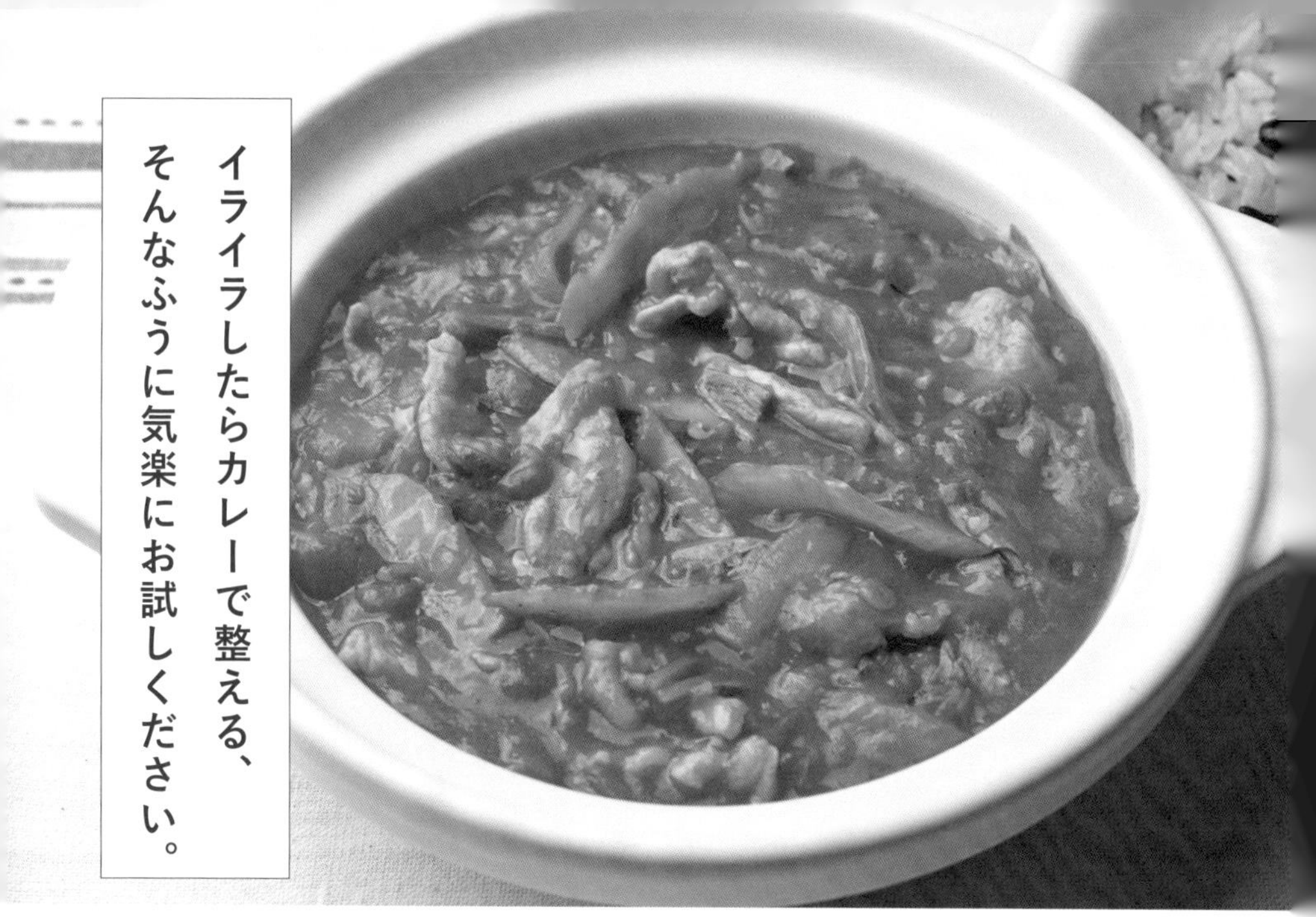

イライラしたらカレーで整える、
そんなふうに気楽にお試しください。

豚肉、セロリ、ごぼうのカレー

材料：1人分×2回
豚ロース薄切り肉（3〜4つに切る）200g
塩・こしょう　少々
セロリ（茎は斜め切り／葉はざく切り）½本
ごぼう（薄い斜め切り）¼本
玉ねぎ（みじん切り）½個
カットトマト　200g
油　大さじ1
クミンシード　小さじ1
小麦粉　大さじ2
水　¾カップ
顆粒コンソメスープのもと　小さじ2
カレー粉　小さじ2
塩　適宜
雑穀ごはん　適量

作り方
❶豚肉に塩、こしょうをふる。鍋に油とクミンシードを入れて弱火にかける。シュワシュワと泡立ってきたら玉ねぎがしんなりするまで、中火で炒める。
❷豚肉を加えて炒め、色が変わったら、ごぼうを加えてさらに炒める。
❸小麦粉をふり入れ、全体がしっとりしたら分量の水を加え、よく混ぜてからコンソメスープのもと、カットトマト、セロリの茎を加える。煮立ったらカレー粉を加え、ときどき混ぜながら弱火で10分ほど煮て、塩で味をととのえる。
❹セロリの葉を加えてさっと煮て、ごはんを添える。

◎炒めOKの土鍋を使うこと。

クヨクヨする・決められない

不眠

卵とアサリで「心《しん》」に栄養を与え、自分にやさしく

さまざまな原因で「心血《しんけつ》」が消耗すると、P92で解説した「心血消耗タイプの不眠」のほかにも、クヨクヨする、決められない、自分を責める、忘れっぽくなるといったメンタルの悩みが出てきます。そんな人によくすすめるのが卵とアサリ。貝類や卵は「心血」を養い、精神を安定させる働きがあるとされます。卵は生に近いほうが「心血」を補う効果が高いとされるので、卵とじにする場合は、完全に火をとおさず、半熟状態でお召し上がりください。

養生アドバイス

「血」に栄養を与える赤や黒い色の食材は、P68で紹介しています。「心」に栄養を与える食材には、卵とアサリのほか、カキ、ホタテ、アワビ、ハマグリ、シジミ、うずらの卵があります。気持ちが落ち込んだときは積極的にとりましょう。

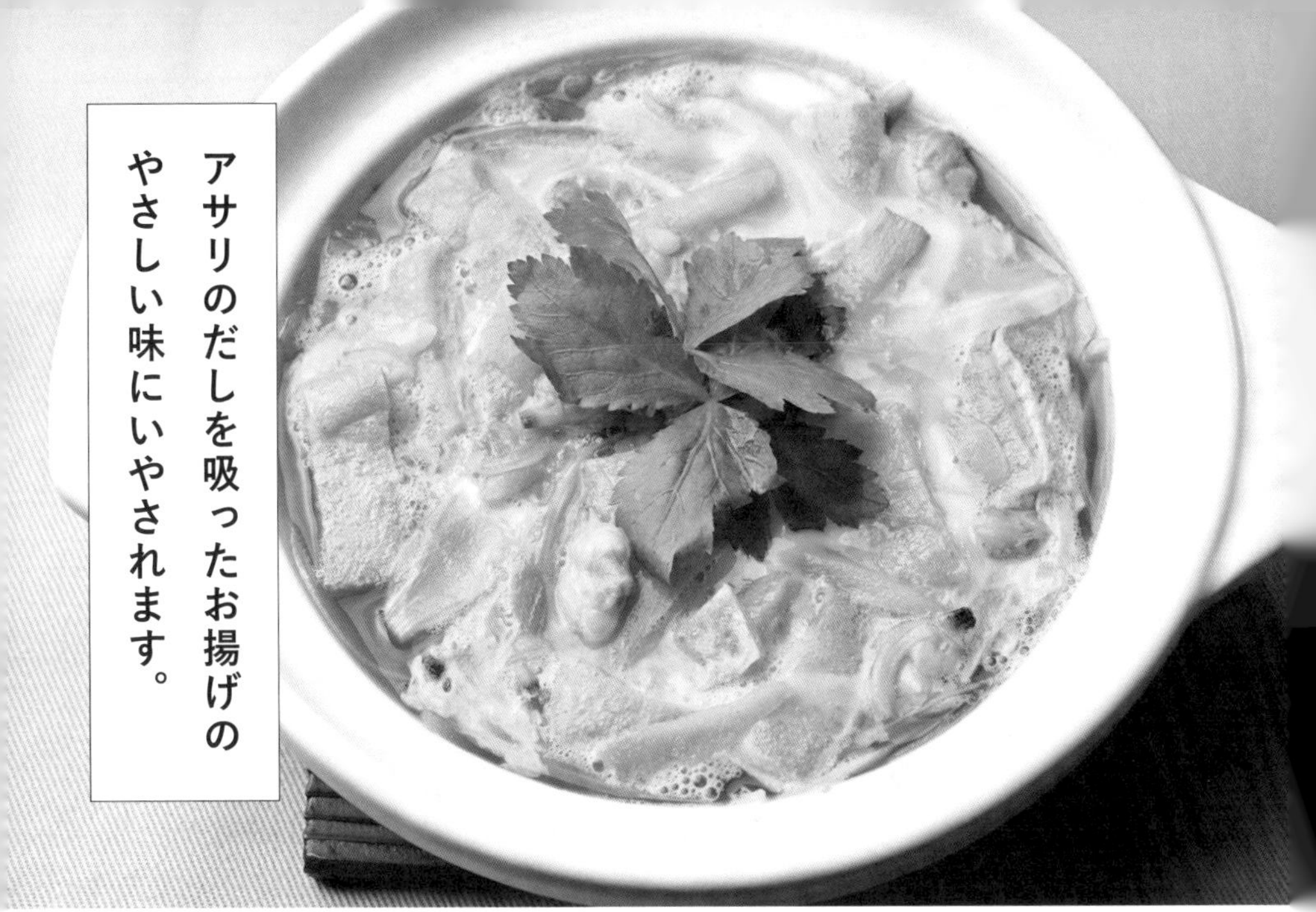
アサリのだしを吸ったお揚げの
やさしい味にいやされます。

アサリと油揚げの関西風柳川

材料：1人分

アサリ（冷凍／むき身）80g
油揚げ（油抜きする）½枚
玉ねぎ（繊維に沿って薄切りにする）¼個
ごぼう（ささがきにする）7cm
カツオと昆布のだし　½カップ
A
しょうゆ　大さじ1
みりん　小さじ2
酒　小さじ2
溶き卵　1個
三つ葉　適量

作り方

❶油揚げは縦半分に切り、1cm幅に切る。
❷鍋にだしとAを入れて中火にかけ、玉ねぎ、ごぼうを加えてひと煮立ちさせる。
❸アサリと1を加えてふたをして弱火で2分ほど煮る。
❹溶き卵を回し入れ、火を消してふたをする。1分ほど蒸らして、三つ葉を散らす。

うつ感・我慢が多い

腸を健やかに整えると心が軽くなり、前進できる

やる気が出ない、落ちこみやすい、考えすぎ、ウツウツと思い悩む。このような思考のくせがある人は、五臓の「脾《ひ》」という消化システムを整えていきましょう。腸が元気になると、だんだんと心が軽くなるはずです。消化のよい肉や魚、穀類、きのこ類、発酵食品、根菜類は、腸内細菌がしっかり働ける環境を整えるのに欠かせない食べ物です。パクチー、陳皮、しょうがなどの薬味は、胃液の分泌をうながし、消化管のぜん動運動をよくする作用も期待できます。

養生アドバイス

いつも同じところにいると、「気」が停滞しがちに。旅は「気」を運ぶため、「運気を上げる」といわれています。旅に行けなくてもだいじょうぶ。「海南《はいなん》チキンライス」などのアジアを感じる料理を食卓にのせて、心を異国に遊ばせてみましょう。

陳皮風味の海南《はいなん》チキンライス

材料：1人分×2回
鶏もも肉　1枚
A
　塩こうじ　小さじ2
　刻みにんにく　小さじ2
　おろししょうが　小さじ1
　陳皮（P17／あれば）乾2g
米　1カップ
水　1カップ
ナンプラー　小さじ2
きゅうり（斜め薄切りにする）3枚
赤パプリカ（細切りにする）3切れ
パクチー（ざく切り）適量
しょうがだれ　適量
ナンプラーだれ　適量

作り方
❶鶏肉にAをまぶしつけ、30分以上置く。
❷米を洗ってざるにあげ、水けをきる。
❸鍋に2とナンプラーと分量の水を混ぜ合わせて加え、1をのせる。ふたをして中火にかけ、湯気が出てきたら弱火で10分加熱する。火を消し10分蒸らす。
❹鶏肉を食べやすい大きさに切り、ごはんにのせる。
❺きゅうり、パプリカ、パクチーをのせ、2種のたれを添える。

【しょうがだれ】

おろししょうが小さじ1・塩ひとつまみ・水小さじ2・油小さじ2を混ぜ合わせる。

【ナンプラーだれ】

ナンプラー小さじ2・はちみつ小さじ2・酢小さじ2・赤唐辛子輪切り適量を混ぜ合わせる。


鶏肉はAに漬け込んで冷凍しておいても便利です。

鶏肉は塩こうじで味つけすると、発酵の力で肉がやわらかくなります。

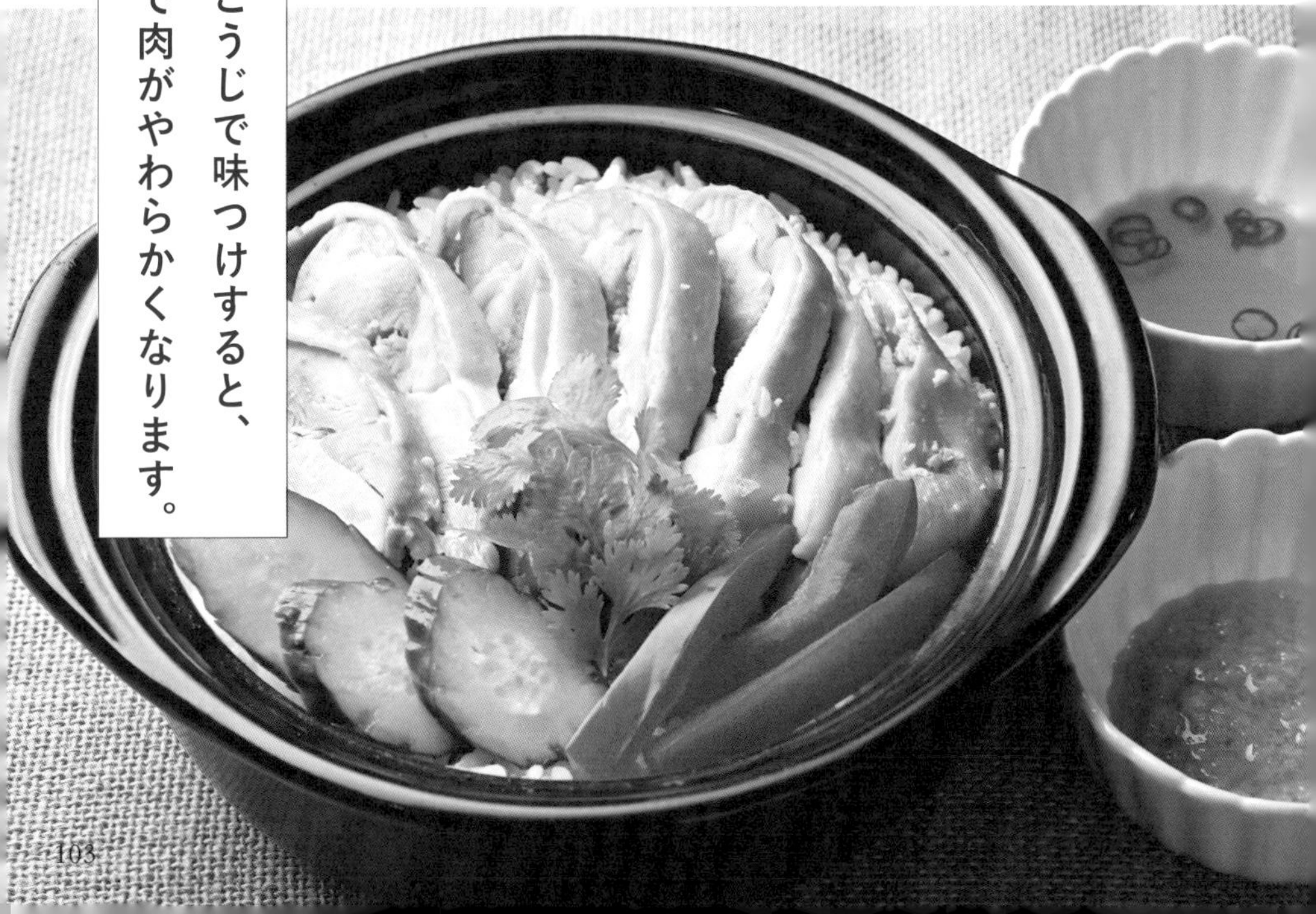

大切な人やペットとの別れ・喪失感

かぶ、ホタテ、豆腐、白い色の食材で悲しみをいやす

自分にとってかけがえのない人やペット、仕事などを失ったときは、ペースダウンして自分をいたわり、「肺」に栄養を与える食事で傷ついた心をいやしましょう。また、ぜんそくなどの肺の疾患になると、悲しみやさみしさを感じやすくなり、過去の辛い経験を思い出して感傷的になる人もいます。薬膳で「肺」の働きを高めるのは白い色の食材。かぶ、ホタテ、豆腐は「肺」に潤いと栄養を与え、呼吸を整え、きのこやみそで体のバリア機能を高めましょう。

養生アドバイス

人はだれかとつながっていることで、喜びや幸せを感じます。だからこそ、失ったときのさみしさは耐えがたいものです。もし、身近に大切な人やものをなくした人がいるときは、「タラと大根、白キクラゲの鍋」（P29）、「ごはんきんちゃく入りサムゲタン」（P45）、「ホタテと豆腐、かぶの白みそ鍋」（P105）など「肺」を整え、エネルギーを高める料理でサポートしてみませんか。

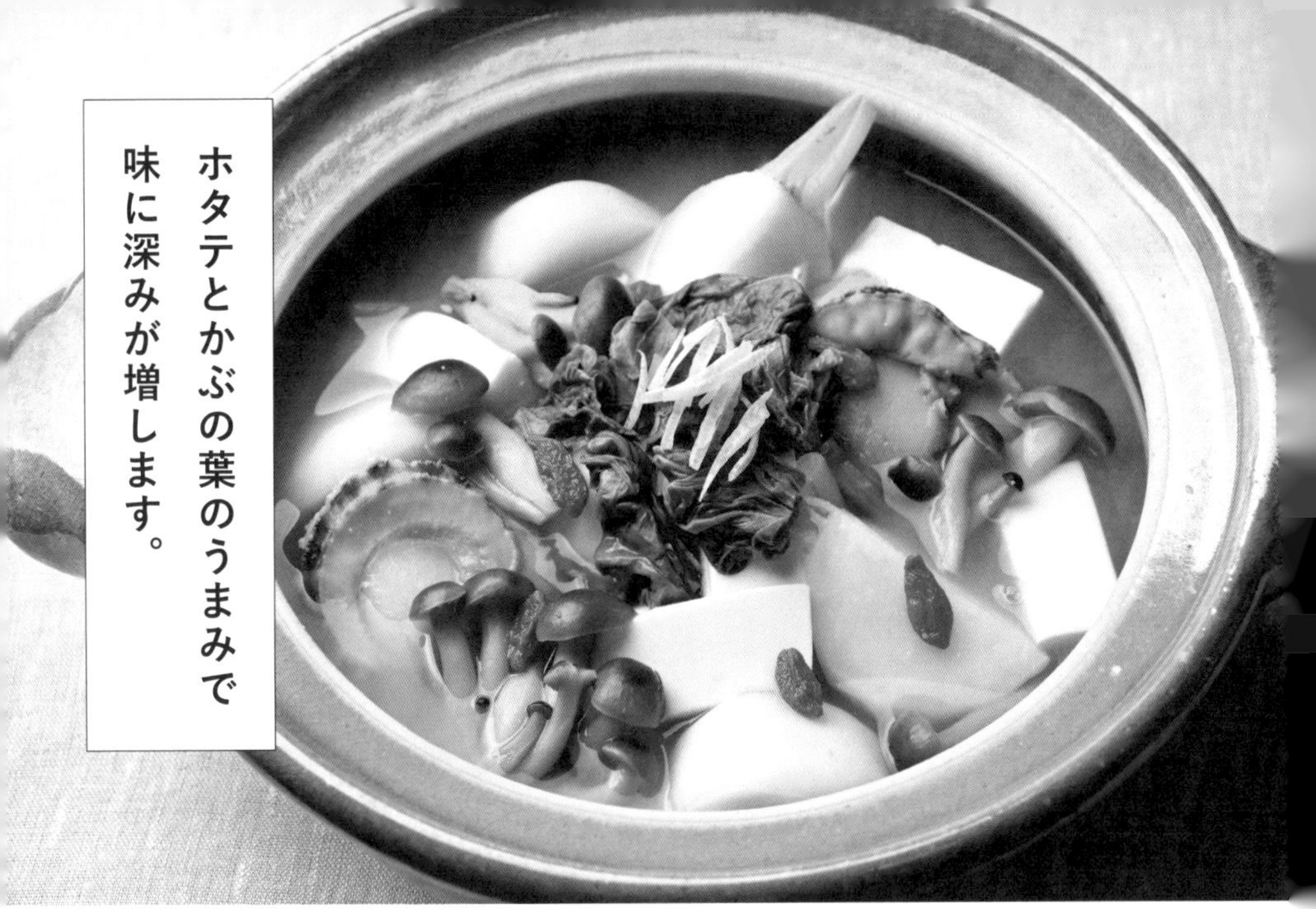
ホタテとかぶの葉のうまみで
味に深みが増します。

ホタテと豆腐、かぶの白みそ鍋

材料：1人分

ボイルホタテ　大2個
絹ごし豆腐（4つに切る）1/4丁
かぶ（皮をむいて4つ割りにする）2個
かぶの葉（3cm長さに切る／ゆでる）2個分
しめじ（根元を切り、ほぐす）70g
A
- カツオと昆布のだし　3/4カップ
- 酒　大さじ1
- しょうゆ　小さじ1

白みそ　大さじ1
ゆずの皮　適宜
くこの実（P12）適宜

作り方

❶鍋にAとかぶを入れて中火にかけ、煮立ったらふたをして弱火で5分ほど煮る。
❷豆腐、ボイルホタテ、しめじを加え、ふたをしてさらに3分ほど煮る。
❸白みそを**2**の汁小さじ2でのばしてかける。
❹かぶの葉、ゆずの皮をのせ、くこの実を散らす。

不安感・新しいことが怖い

スタミナごはんを食べて新しいことに挑戦する力を

失敗を恐れて新しいことが怖くなったり、ささいなことで気持ちが乱れたり。これは生命エネルギーのバッテリー電池「腎精《じんせい》」が消耗している合図です。薬膳でウナギと長芋（山芋）は、「精をつける」食材として、気力や体力が低下したときに使われてきました。ウナギから皮膚や粘膜の健康維持に欠かせないビタミンA、エネルギー代謝を助けるビタミンB群、カルシウムの吸収を助けるビタミンDや良質なあぶらがとれ、老化予防にも役立ちます。

養生アドバイス

心の健康のためにもウナギ、エビ、カキ、骨つき肉、スッポン、高麗にんじん、長芋など「腎」のエネルギー「腎精《じんせい》」をチャージする食材を積極的にとりましょう。P68で紹介した黒い色の食材もおすすめです。

ウナギと玉ねぎの煮込み鍋

材料：1人分
ウナギの蒲焼き（市販）100g
玉ねぎ（薄切り）½個
カツオと昆布のだし　120mℓ
酒　大さじ1
塩　ひとつまみ
長芋（すりおろす）60g
三つ葉　適量
粉さんしょう　適量

スーパーでウナギの蒲焼きを買ってくれば、短時間でひとり鍋ができます。玉ねぎは薄切りにして冷凍保存しておくのが便利。味もしみ込みやすくなり煮込み料理にはもってこいです。

作り方
❶ウナギの蒲焼きは流水でさっと洗ってキッチンペーパーで水けをふき、食べやすく切る。
❷鍋にだし、酒、玉ねぎを入れて中火にかける。煮立ったら1を加えてふたをし、弱火で2～3分煮る。
❸塩で味をととのえ、三つ葉、粉さんしょうを散らして火を消し、長芋を添える。

とろろを加えながら味の変化を楽しみましょう。

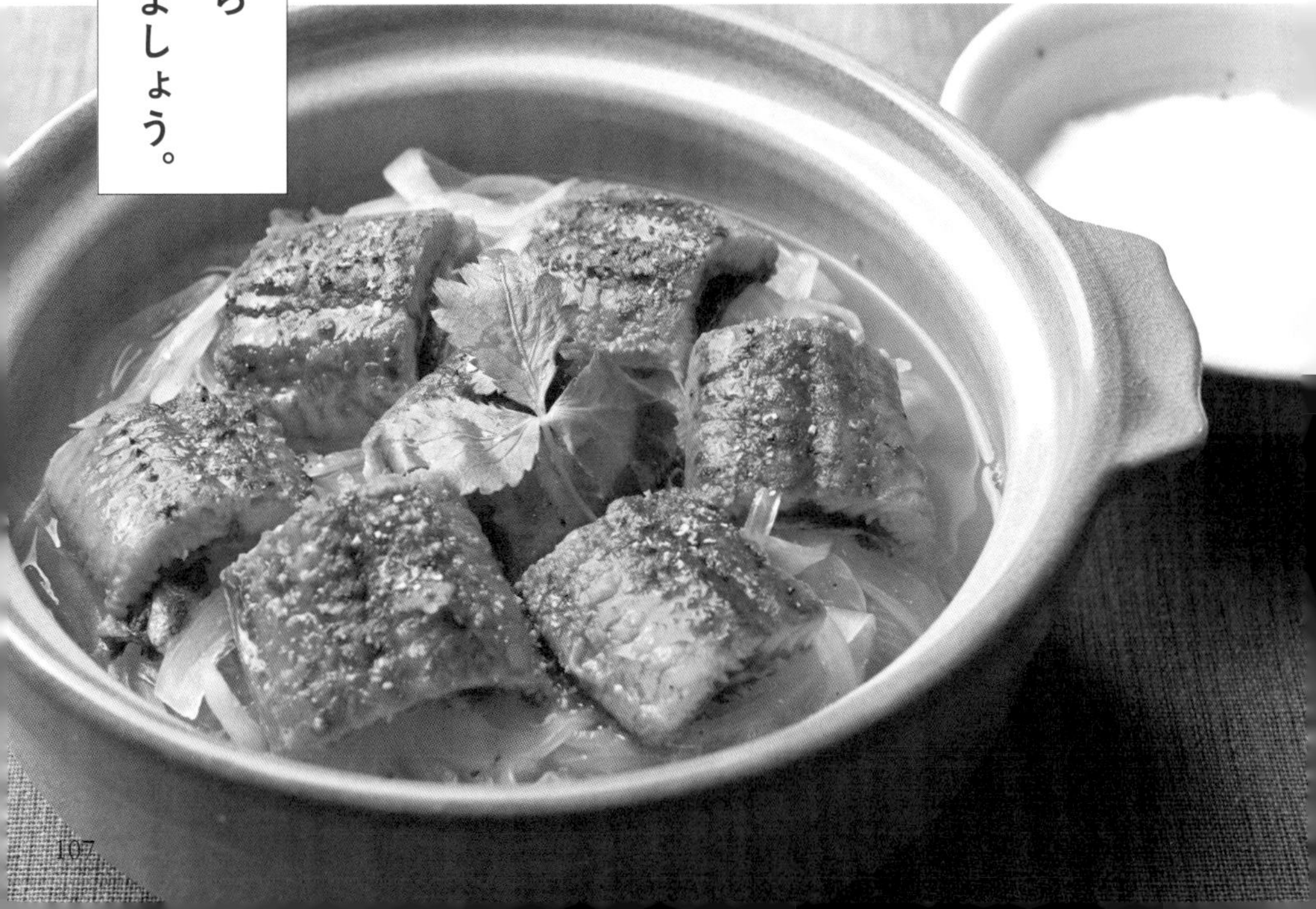

自分をおもてなし

体を滋養するカキ入りの餃子で
自分をおもてなししてみませんか。
包む時間の豊かさも
味わっていただけるとうれしいです。

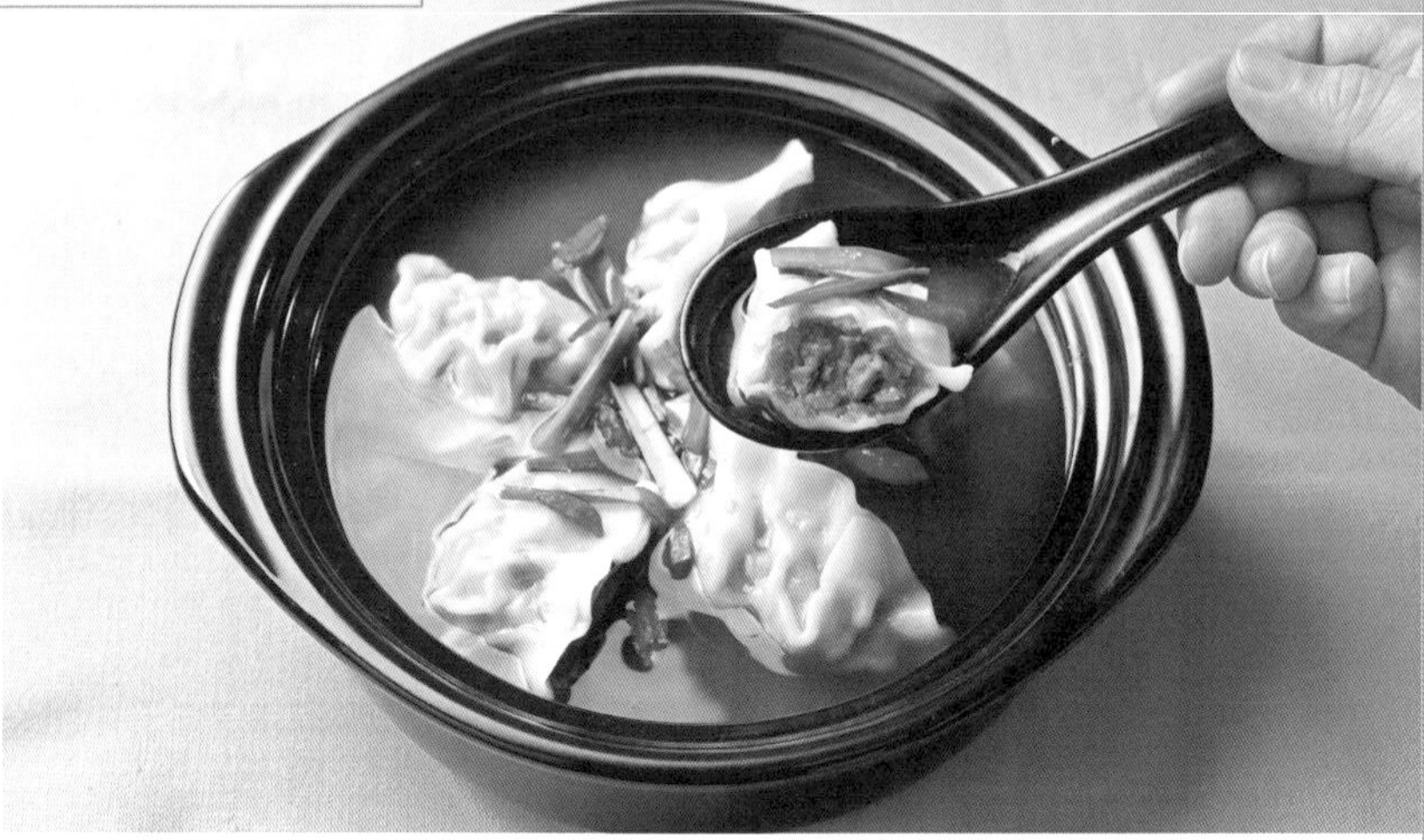

カキ入り餃子とにらの鍋

材料：1人分

ギョウザのあん
- 加熱用カキ（冷凍OK）　60g
- 豚ひき肉　50g
- 塩・こしょう　少々
- オイスターソース　小さじ1
- 長ねぎ（みじん切り）　3cm
- 片栗粉　大さじ½

餃子の皮　6枚程度

A
- 顆粒鶏がらスープのもと　小さじ1
- 水　1と½カップ
- しょうゆ　大さじ½
- 酒　小さじ1

おろししょうが　小さじ1
くこの実（P12）小さじ1
にら（3cm長さ）30g
ラー油　適量

作り方

❶カキは片栗粉（分量外）をまぶして流水でよく洗う。軽く湯通しし、冷水に落としてからキッチンペーパーで水けをしっかりとる。小指の爪くらいの大きさに切る。

❷ボウルに豚ひき肉、塩、こしょう、オイスターソースを入れて粘り気が出るまで練り混ぜる。**1**と残りのあんの材料を加えて軽く混ぜる。

❸**2**を餃子の皮で包み、ふちに水を塗って閉じる。

❹鍋に**A**を入れて煮立つまで火にかけ、**3**をゆでる。餃子が鍋底にくっつかないようにやさしく混ぜる。餃子が浮かんできたらにらを加えてさっと煮て、ラー油をたらす。

パート③

養生スイーツと薬膳茶

だ液が出づらい　のぼせ・更年期のほてり

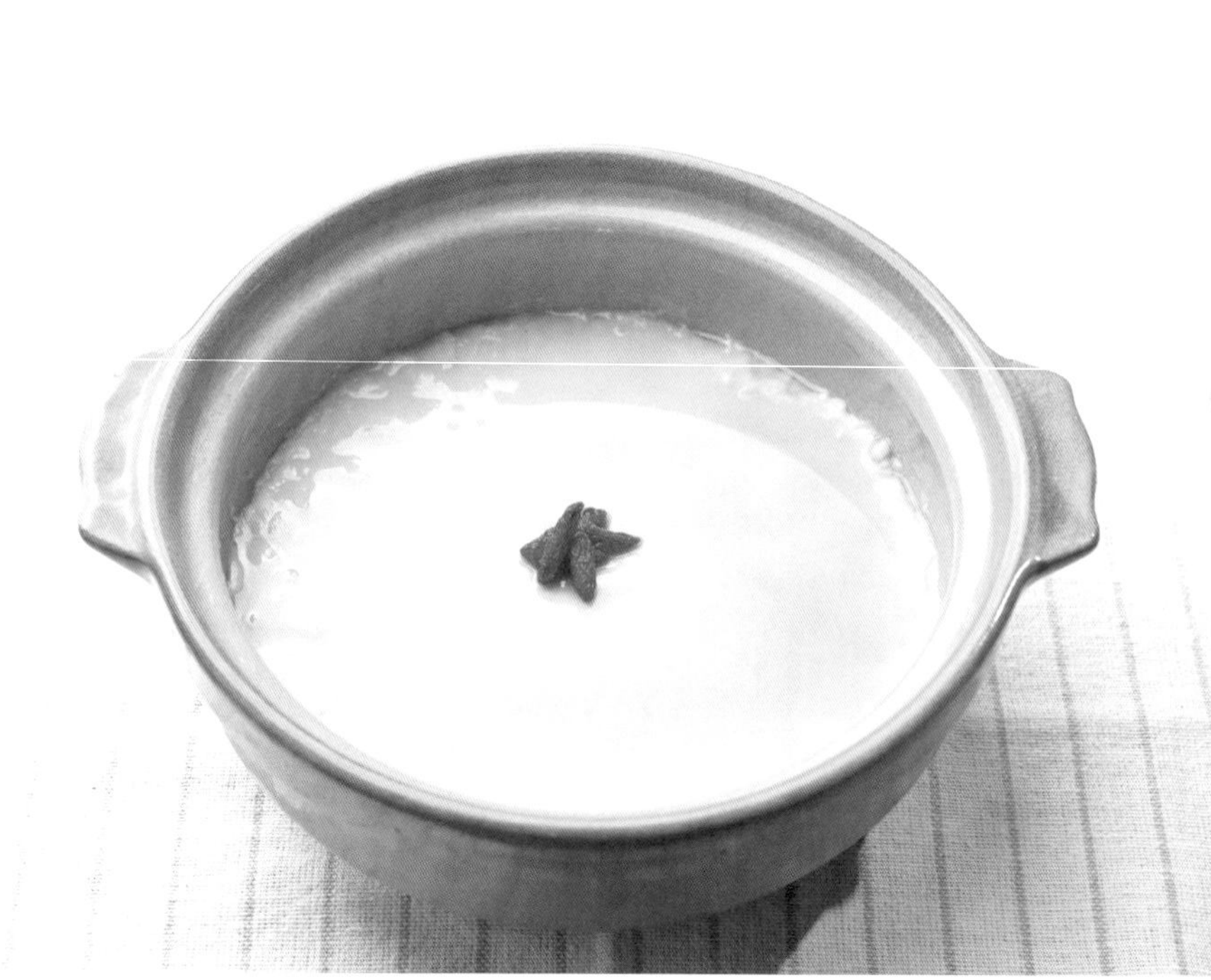

ココナッツミルクと葛《くず》のプリン

材料：作りやすい分量
本葛粉　20g
水　¼カップ
ココナッツミルク　1カップ
てんさい糖　大さじ1
塩　ひとつまみ
メープルシロップ　適量
くこの実（P12）適宜
＊ココナッツミルク100㎖・豆乳100㎖にしてもよい。

作り方
❶鍋に分量の水と葛粉を入れ、ダマがなくなるまでよく混ぜる。
❷ココナッツミルク、てんさい糖、塩を加えて混ぜる。中火にかけゴムべらで混ぜながら加熱する。
❸とろみがついてきたら、火を弱めて粘りが出るまで、3〜4分しっかりと練る。
❹火を消し、鍋肌についたプリン液をふきとり、あら熱がとれたら冷蔵庫で冷やす。メープルシロップをかけ、くこの実をのせる。

発汗、ストレス、加齢などの影響で口の渇きや顔にほてりが出ます。ココナッツミルクと葛は潤いを与えながらも余分な熱をとるので、暑い時期のデザートとしてもおすすめです。

しょうが風味の蒸しりんご

材料：作りやすい分量
りんご（芯を除いて薄切りにする）1個
おろししょうが　小さじ1
レーズン　大さじ1
くこの実（P12）小さじ1
はちみつ　大さじ1
水　大さじ1
白ワイン　大さじ2
ココナッツオイル（あれば）大さじ1
シナモンパウダー　小さじ1/5

作り方
❶鍋にりんごを並べる。しょうが、レーズン、くこの実をのせ、はちみつ、水、白ワイン、ココナッツオイルをかける。
❷ふたをして弱めの中火にかけ、湯気が出てきたら弱火で12〜13分蒸し煮にする。
❸シナモンパウダーをふる。

罪悪感なく食べられる養生スイーツ。りんごはおなかを温めて消化機能を高め、五臓の働きを整える果物です。体を温めるしょうがやシナモン、「血《けつ》」を養うレーズンやくこの実をプラスします。

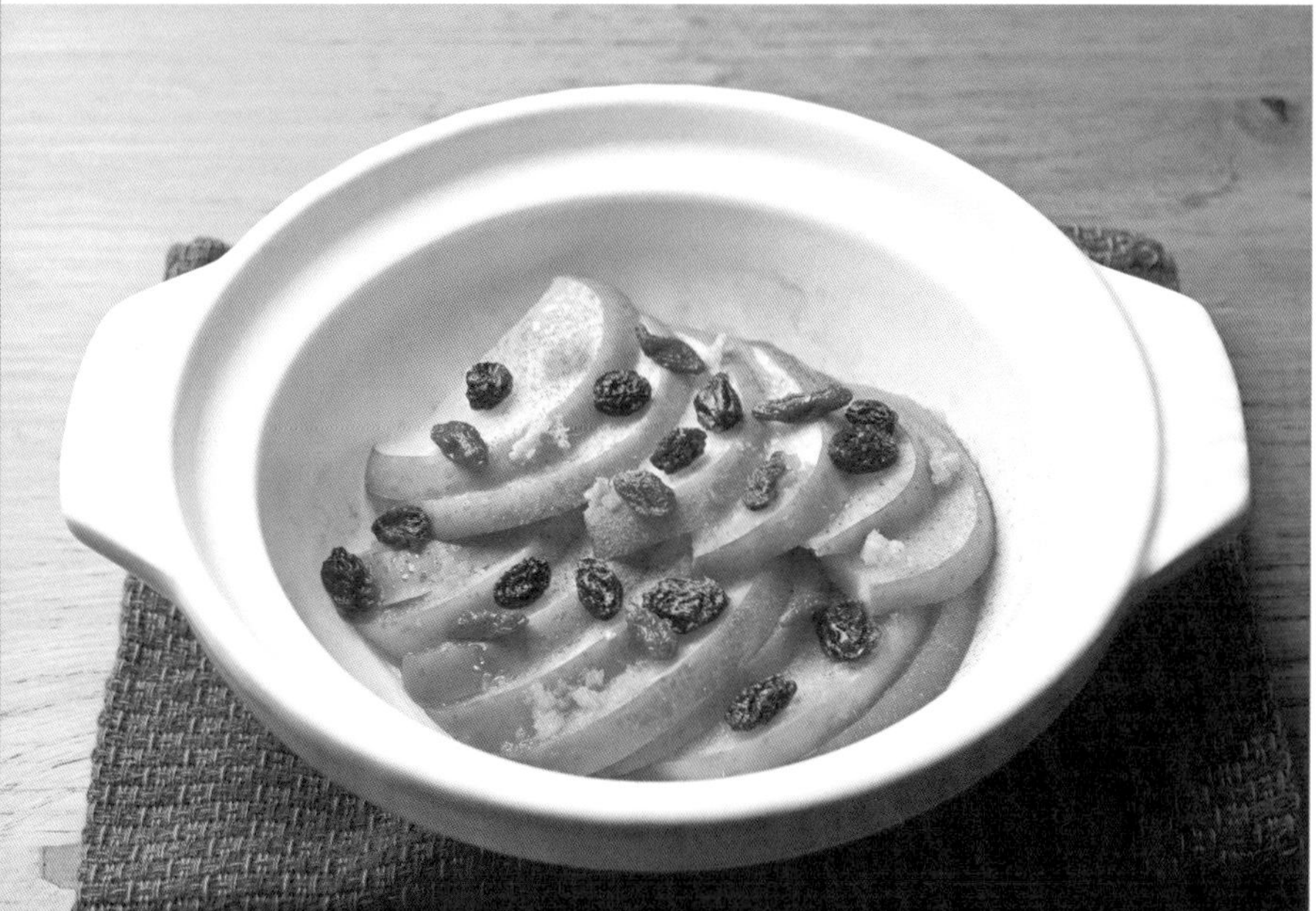

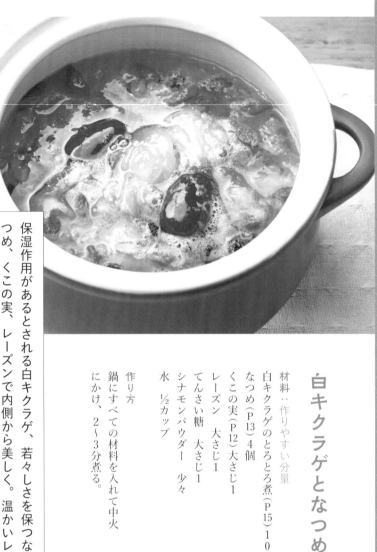

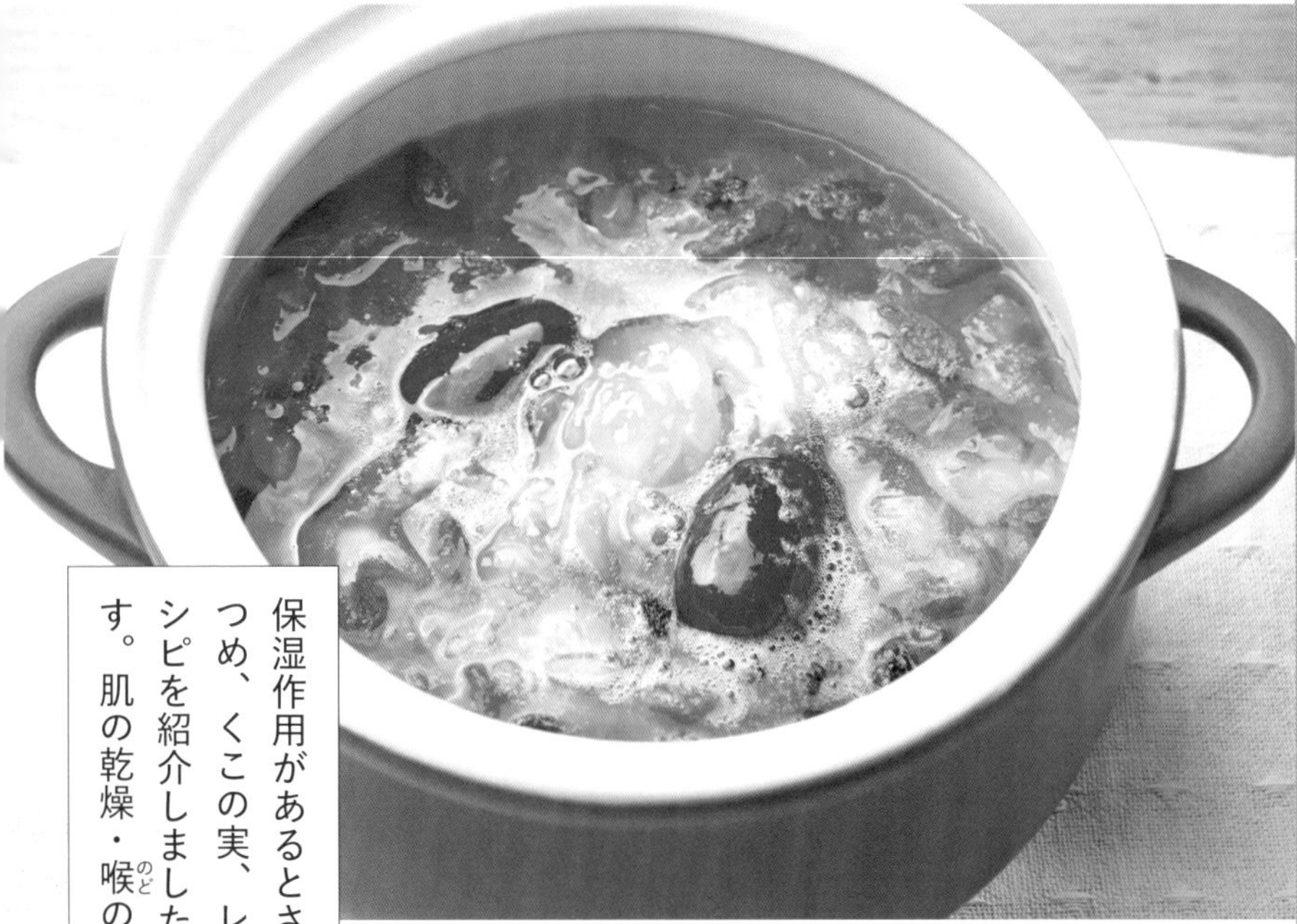

保湿作用があるとされる白キクラゲ、若々しさを保つなつめ、くこの実、レーズンで内側から美しく。温かいレシピを紹介しましたが、冷やしてもおいしくいただけます。肌の乾燥・喉《のど》の痛み・から咳《ぜき》にも◎。

白キクラゲとなつめのシロップ煮

材料：作りやすい分量
白キクラゲのとろとろ煮（P15）100g
なつめ（P13）4個
くこの実（P12）大さじ1
レーズン　大さじ1
てんさい糖　大さじ1
シナモンパウダー　少々
水　½カップ

作り方
鍋にすべての材料を入れて中火にかけ、2〜3分煮る。

乾燥白キクラゲ、乾燥なつめを使う場合
白キクラゲ15gは洗って水に20分浸してもどす。かたい部分を切り落としてからひと口大に切り、熱湯で3分ゆでてざるにあげる。鍋に水150㎖と下ゆでした白キクラゲ、竹串などで数カ所に穴を開けたなつめを入れてふたをし、中火にかける。湯気が出たら弱火にして7分煮てシナモンパウダーをふる。残りの材料を加えて3分煮る。

白キクラゲのフルーツポンチ

材料：1人分×2回
白キクラゲのとろとろ煮（P15）100g
ミックスフルーツ缶　1缶
缶詰のシロップ　80㎖
はちみつ　小さじ1～2
レモンの輪切り　2枚
ハーブ（あれば）適宜

作り方
❶タッパーなどに白キクラゲのとろとろ煮、フルーツ缶と缶詰のシロップ、はちみつを混ぜ合わせて冷蔵庫で冷やす。
❷グラスに盛り、レモンやハーブを添える。

冷蔵庫にストックしておくと幸せ！　白キクラゲのとろとろ煮とミックスフルーツ缶をとり合わせた「ゆる薬膳デザート」です。朝食のヨーグルにトッピングしても◎。喉に痛みを感じるときでも食べやすいです。

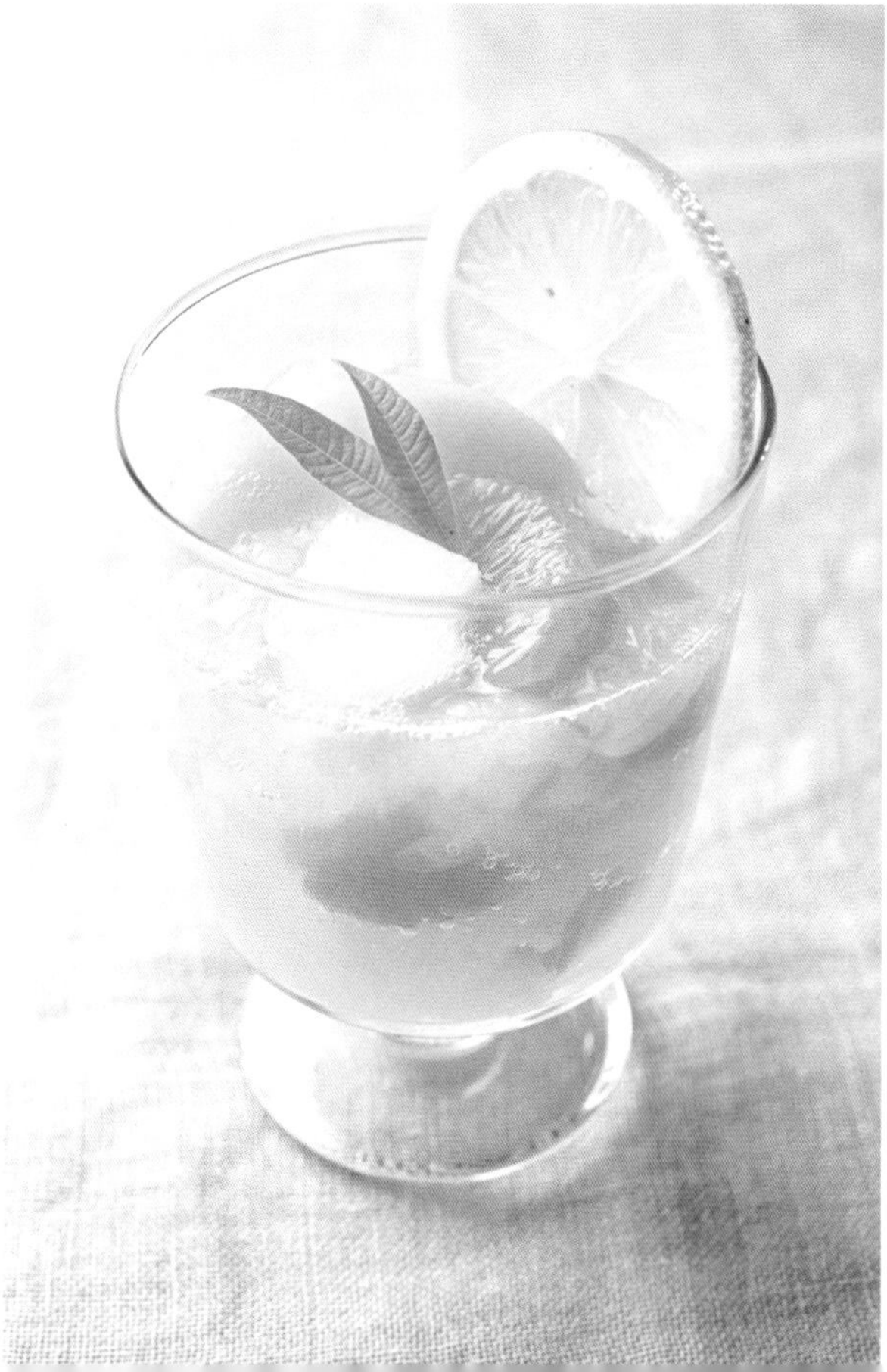

抹茶と塩あずきの米粉蒸しパン

材料：作りやすい分量
米粉　50g
ベーキングパウダー　小さじ⅔
抹茶　小さじ1と½
溶き卵　1個
豆乳（または水）大さじ1
てんさい糖　35g
塩あずき（P16）30g
油　大さじ1

作り方
❶土鍋に小さな蒸し板をのせ、水を蒸し板ぎりぎりまで注ぐ。
❷米粉、ベーキングパウダー、抹茶をふるう。
❸溶き卵、豆乳（または水）、てんさい糖を混ぜ合わせて**2**に加え、へらでかき混ぜる。油、塩あずき（飾り用に少し残す）を加えて混ぜ合わせる。
❹紙型などに**3**を流し入れて、蒸し板にのせて中火にかける。湯気が上がってきたら、飾り用の塩あずきをのせてふたをし、弱火にして8分蒸す。
❺鍋底に水大さじ2を加え、ふたをして中火で4分蒸す。

小麦粉で作る場合
小麦粉50g、ベーキングパウダー小さじ⅔、抹茶小さじ1と½、豆乳大さじ2、てんさい糖30～35g、塩あずき30g、油大さじ1。

デトックス食材のあずきを使った抹茶蒸しパン。抹茶を使ったスイーツは、さわやかな苦みにリフレッシュ効果あり。薬膳で米粉は小麦粉よりも整腸作用があるため、胃腸が弱い人や食欲不振のときに使われます。

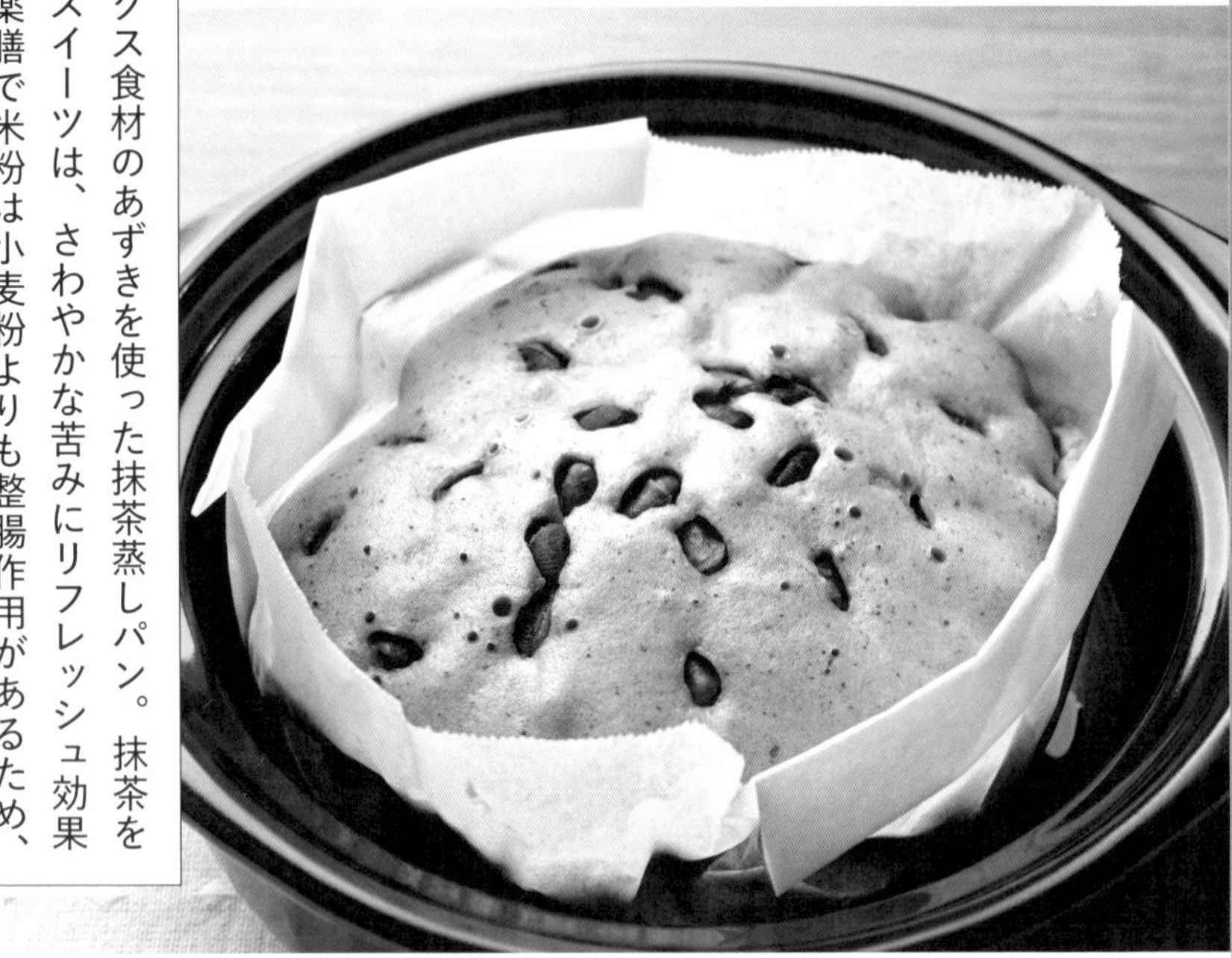

むくみ・曇天時の不調　目の下のくま・くすみ

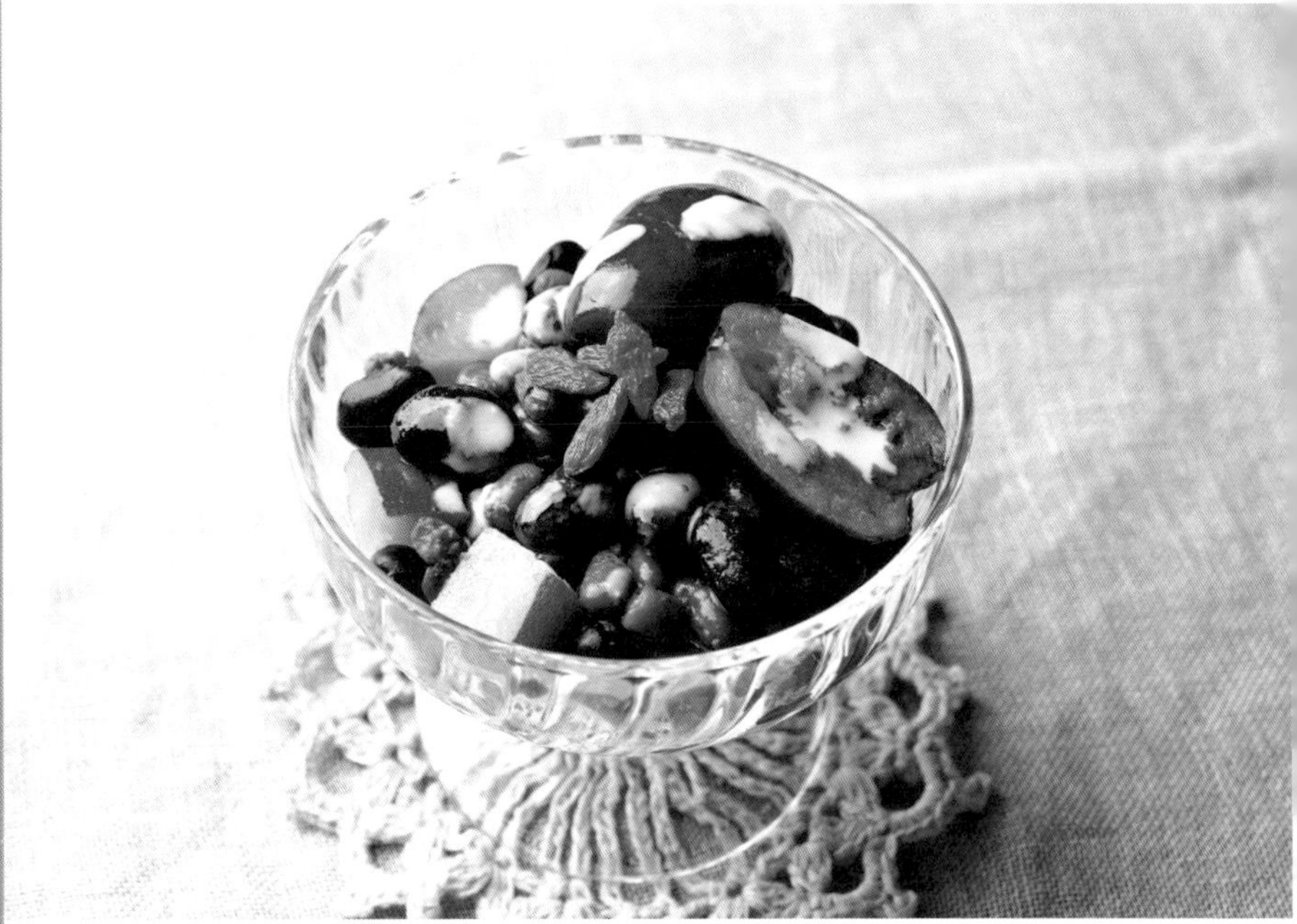

さつま芋といろいろ豆のチェー

材料：作りやすい分量

さつま芋（皮つき1㎝角）50g
塩あずき（P16）40g
蒸し黒豆（市販）20g
くこの実（P12）小さじ1
なつめ（P13）1個
ココナッツミルク　大さじ2
はちみつ　小さじ1と½
塩　ひとつまみ

作り方

❶鍋に少量の水を入れてさつま芋を蒸し煮にして冷ます。
❷ココナッツミルク、はちみつ、塩を混ぜ合わせる。
❸器に**1**、塩あずき、黒豆、くこの実、なつめを盛る。
❹**2**のソースをかけていただく。
◎黒みつやメープルシロップでもおいしい。

アジア風養生パフェ。エネルギーをチャージし、血行をよくするさつま芋。精神安定作用のあるなつめ、若返り食材のくこの実。余分な水を出し、アンチエイジング作用のある黒豆。イキイキときれいになれるスイーツです。

体と心を整える薬膳茶

体や心の悩みに合わせてブレンドしたお茶を紹介します。
その日の気分に合わせて味・色・香りを楽しんで。
ひとりで気楽に飲めて続けやすい、
いいことづくめの薬膳茶をぜひお試しください。

万能茶

「脾《ひ》」の消化の働きを高めて、栄養とエネルギーをチャージするお茶です。香ばしい香りで子どもから高齢者までおいしく飲めます。

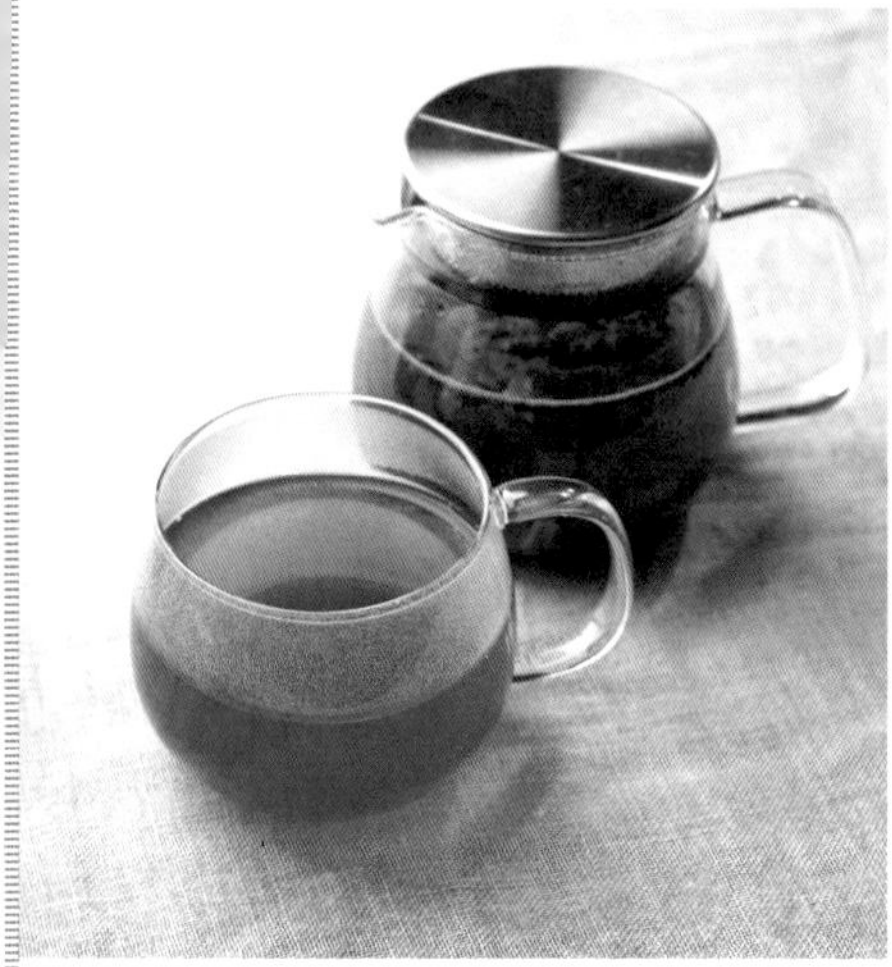

材料：1人分（熱湯 360mℓ）

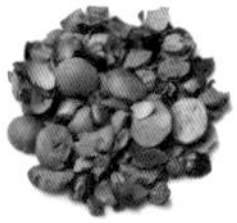

いり黒豆 5g

・エネルギーチャージ
・血行促進
・むくみ改善

＋

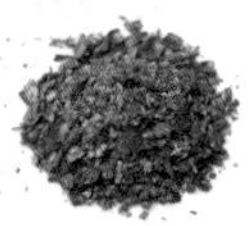

ほうじはとむぎ 5g

・むくみ改善
・美肌づくり
・消化促進

＋

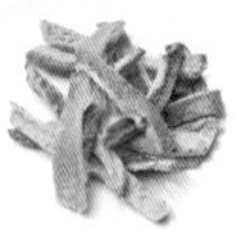

陳皮 2g

・リラックス
・消化促進

＊黒豆・はとむぎはお茶用に焙煎したものならティーバッグなどでも OK。

●ティーポットまたはカップに茶材を入れ、熱湯を注いで２～３分蒸らして抽出します。
● ２煎目も飲めます。
● 500mℓ程度のボトルで持ち歩いても OK。茶こしつきのボトルがあると飲みやすいです。

眼精疲労ケア茶

目の不調といえば菊花とくこの実が定番。眼精疲労から眼病予防まで幅広く使われるお茶です。デスクワークのときに飲んでみて。

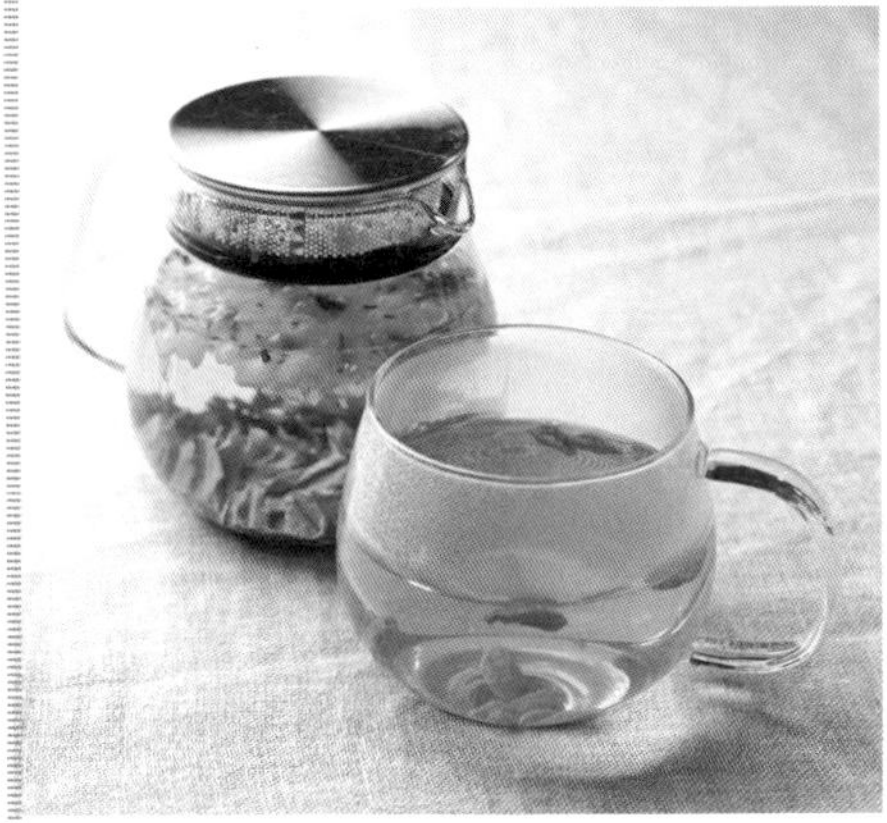

材料：１人分（熱湯 200mℓ）

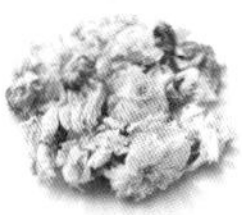

菊花 2g

・抗酸化作用
・目の充血をとる

＋

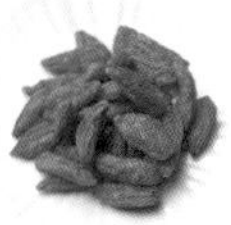

くこの実 2g

・網膜の保護

＋

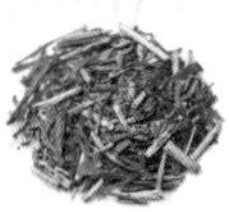

緑茶 2g

・目の充血をとる

菊花と緑茶をティーポットに入れ、熱湯を注いで２～３分蒸らす。カップにくこの実を入れてお茶を注ぐ。くこの実は食べる。
＊緑茶はなしでも可。カフェインレス緑茶にするのもよい。

食べすぎレスキュー茶

中国で油を使った料理や飲茶とともに楽しむプーアール茶がベースです。青じそやしょうがもプラスして消化を助けます。

材料：１人分（熱湯 360mℓ）

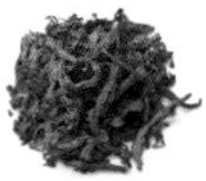

プーアール茶 2g

・体脂肪を減らす機能
・食後血糖値の上昇をおさえる

＋

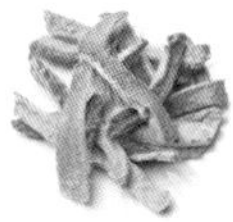

陳皮 2g

・消化促進
・リラックス

＋

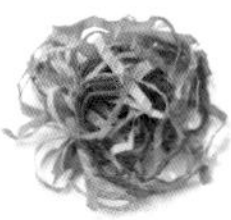

青じそ（せん切り）5枚 2g

・消化促進
・デトックス

＋

しょうが（せん切り）5g

・消化促進
・デトックス

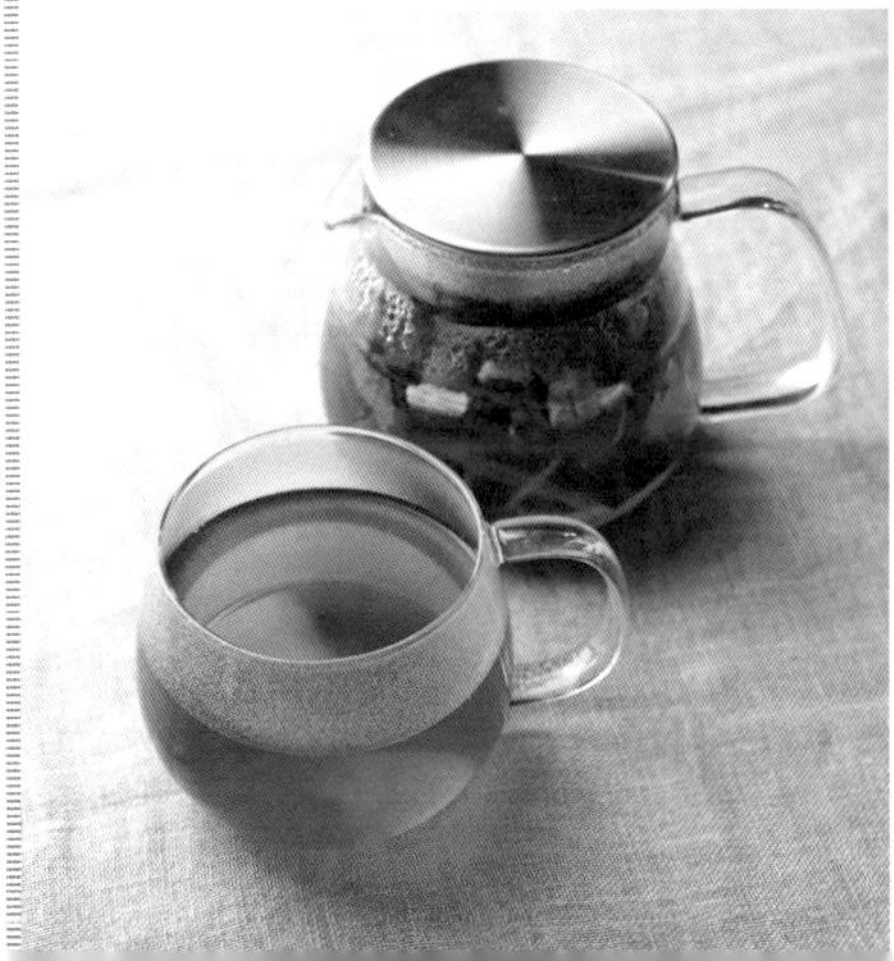

リラックス茶

緊張状態が続き、頭痛、イライラ、疲労感があるときに。3種類の茶材のさわやかな香りがリラックスを誘います。

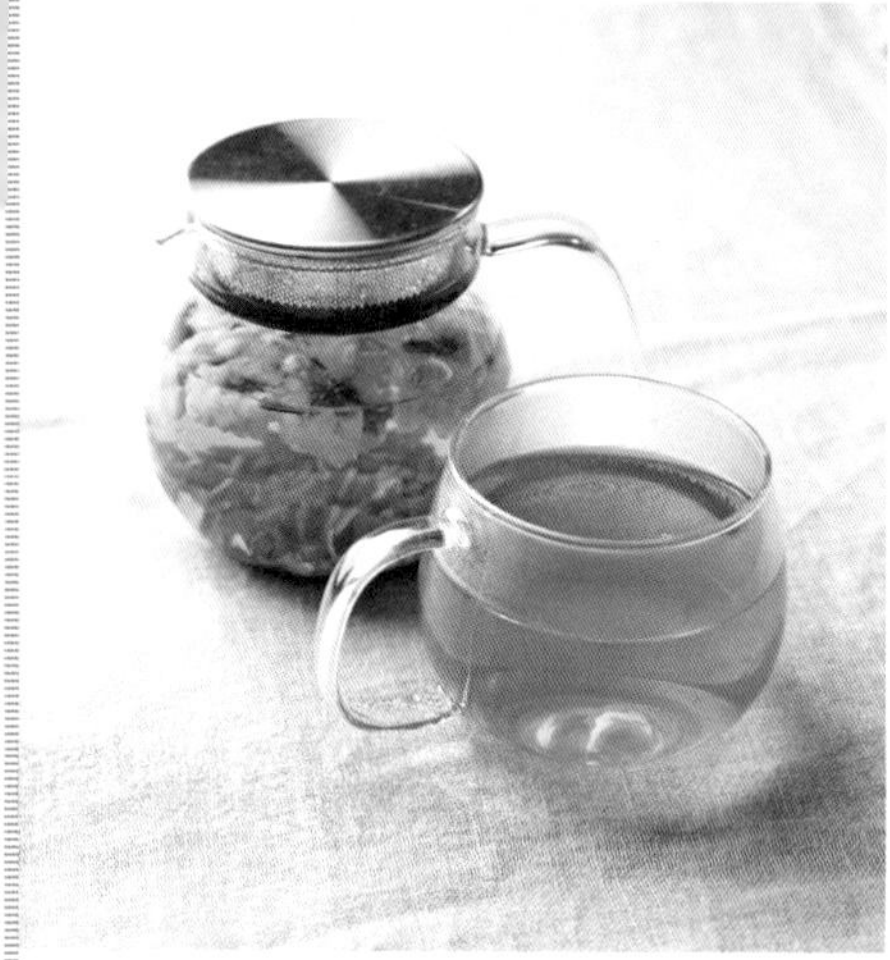

材料：1人分（熱湯 360mℓ）

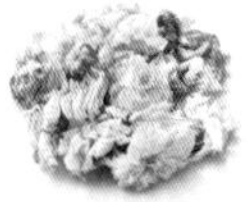

菊花 2g

・緊張の緩和

＋

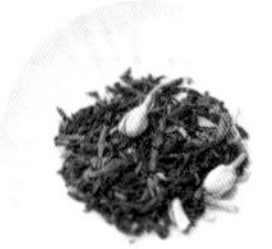

ジャスミン茶 2g

・頭痛の緩和
・目の充血をとる
・イライラ対策

＋

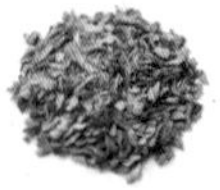

ミント ひとつまみ

・エネルギーのめぐり改善
・リフレッシュ

疲労ケア茶

体も心も低空飛行ぎみのときに。なつめ＆くこの実のコンビで、疲れて不足したエネルギーと栄養をチャージします。

材料：1人分（熱湯 200mℓ）

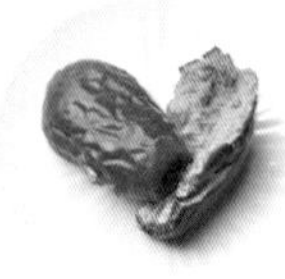

なつめ（ちぎる）10g

・エネルギーチャージ
・「血」の栄養チャージ
・精神安定

＋

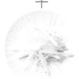

しょうが 7g

・血行促進
・体を温める

＋

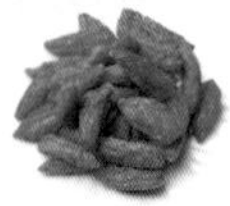

くこの実 3g

・「血」の栄養と潤いのチャージ

メープルシロップ（好みで）適宜

ティーカップにすべての材料を入れ、熱湯を注いで3分蒸らす。
＊マイボトルで携帯＝なつめ 20g・メープルシロップなし。

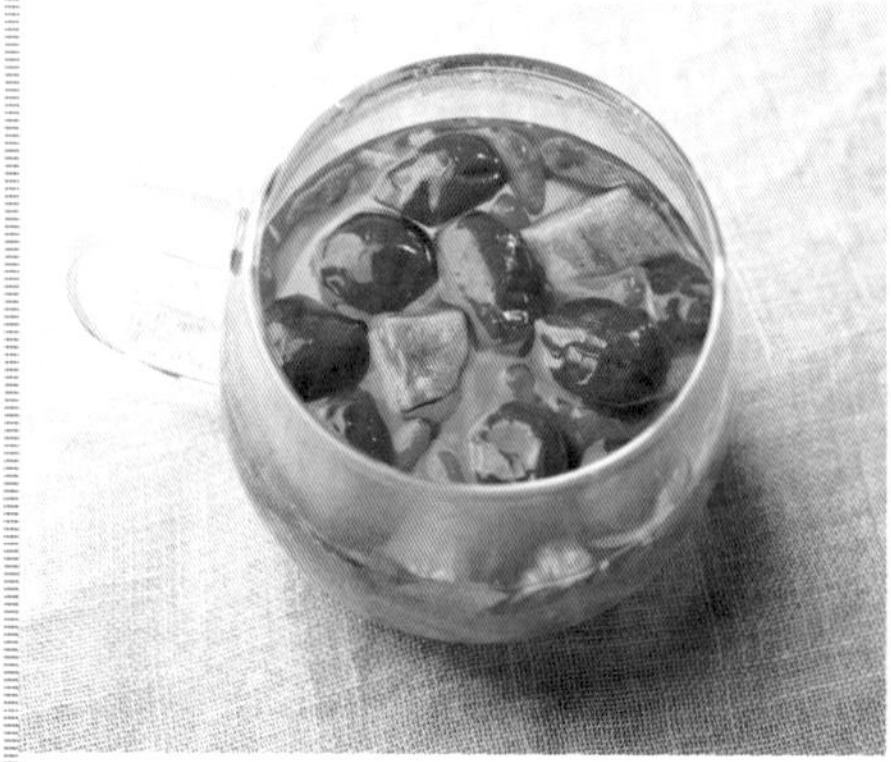

喉《のど》ケア茶

桑の葉と菊花には、風邪や乾燥などによって喉に起こる炎症をおさえる作用があります。喉に痛みがある場合は、冷やして飲んで。

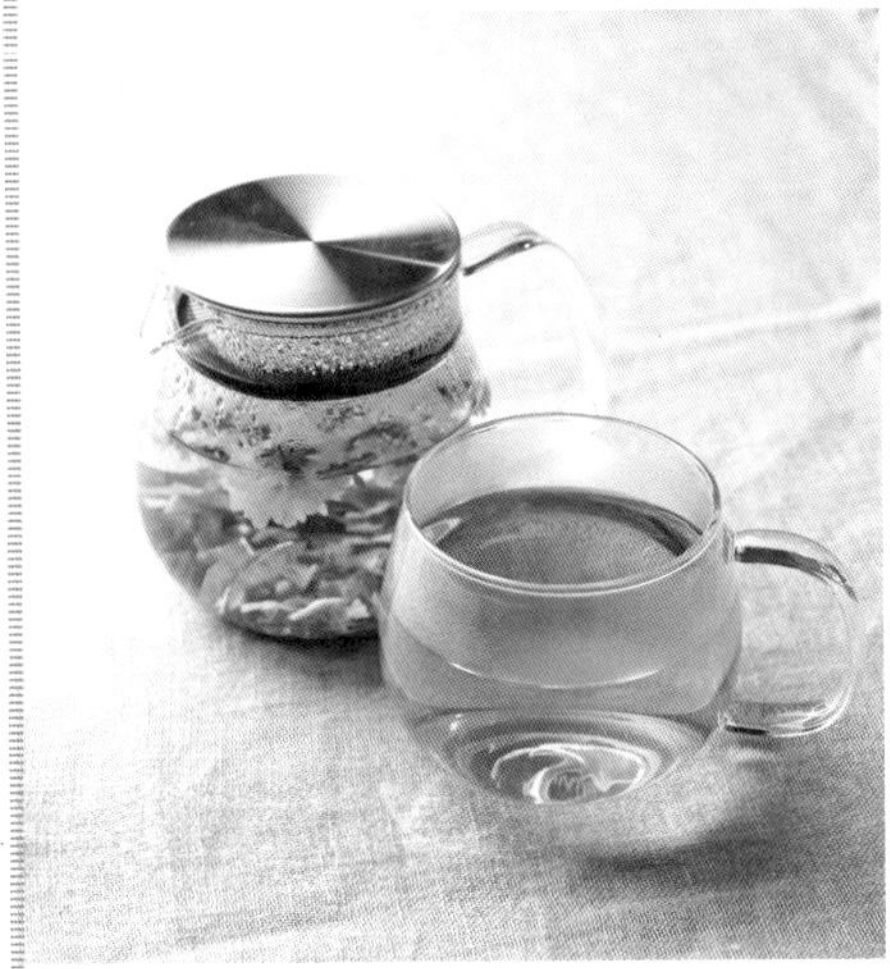

材料：１人分（熱湯 360mℓ）

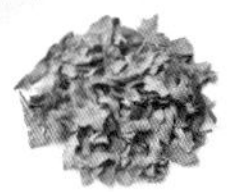

桑の葉 2g

・ミネラル補給
・消炎作用

＋

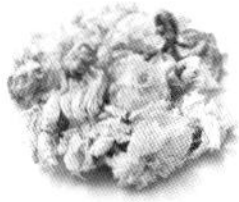

菊花 2g

・解毒
・消炎作用

＋

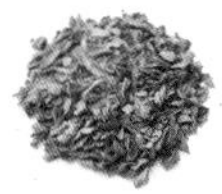

ミント ひとつまみ

・抗菌作用
・鎮痛作用

ウイメンズバランス茶

血流を改善し、「瘀血《おけつ》」をとり、月経痛・生理不順など女性特有のトラブルによいお茶です。美肌づくりもサポートします。

材料：１人分（熱湯 360mℓ）

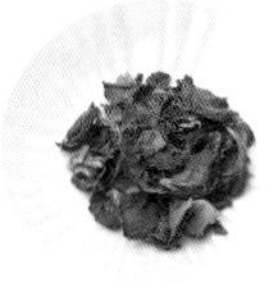

バラ 2g

・リラックス作用
・ＰＭＳの緩和
・血流改善

＋

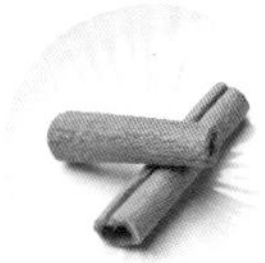

シナモン（ステック）½本

・毛細血管の血流アップ
・体を温める

＋

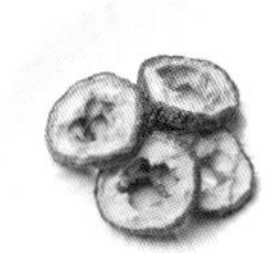

サンザシ 3g

・血栓予防
・血液サラサラ

＋

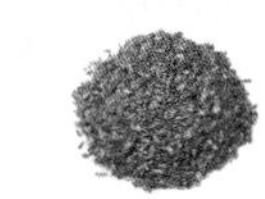

ルイボスティー 1g

・抗酸化作用

＊シナモンパウダーの場合は２ふり。
＊バリエーション＝しみ・くすみには
＋いり黒豆５g・サンザシなし。

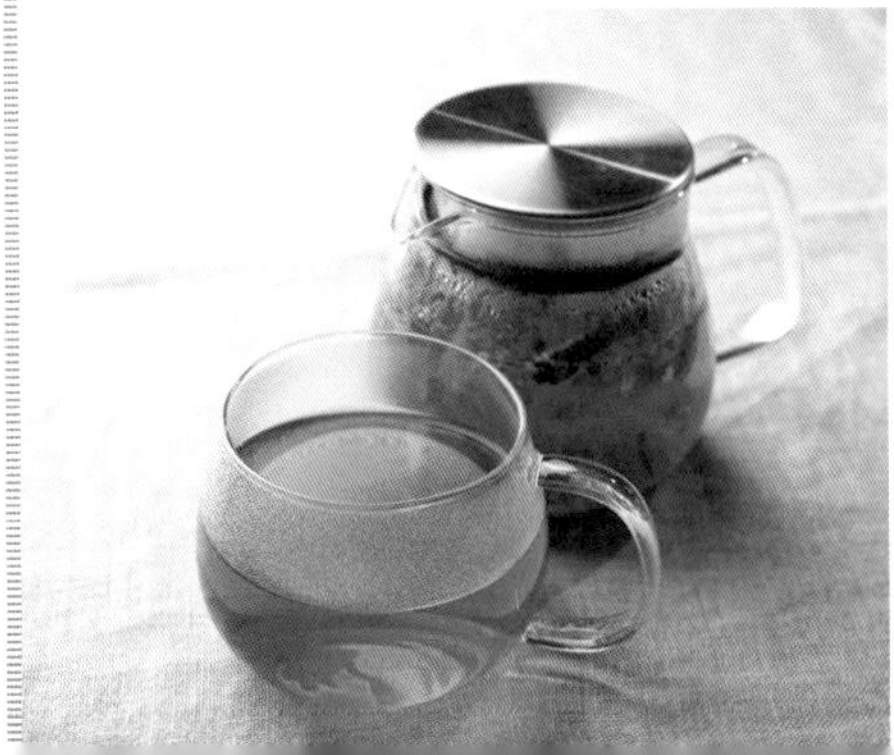

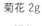

脳疲労ケア茶

頭を使う仕事をしている人、受験生、ストレス度の高い人に。夏の終わりの不眠、朝早く目覚める、緊張がとれないときにお試しを。

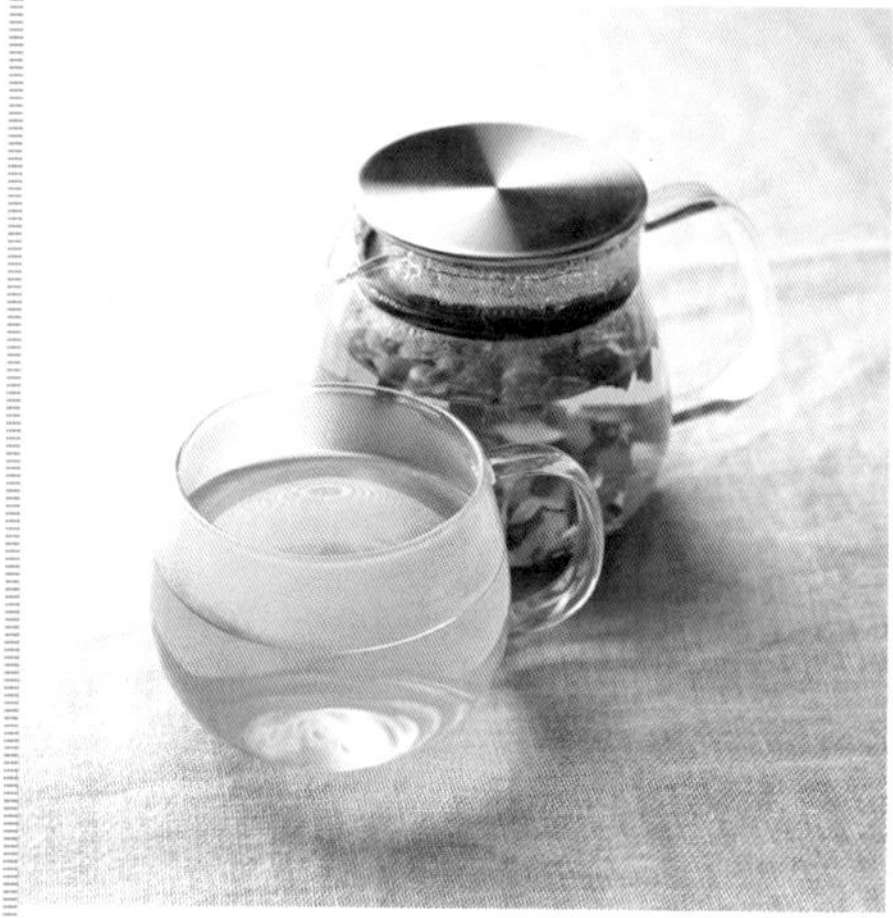

材料：１人分（熱湯 360mℓ）

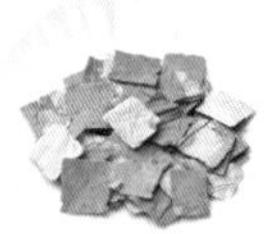

蓮の葉 3g

・睡眠の質を改善

＋

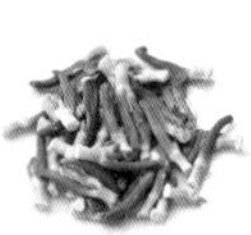

蓮の芯 6 ～ 7 本

・鎮静
・安眠

＊蓮の芯だけをティーカップに入れて熱湯を注いで飲んでもよい。特有の苦みが体の緊張をゆるめる。

冷え撃退茶

なつめ・シナモン・しょうがは冷えをとるとり合わせです。エネルギーをチャージして温活を。

材料：１人分（熱湯 200mℓ）

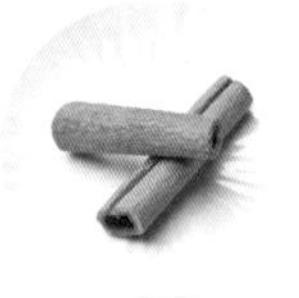

シナモン（ステック）½本

・毛細血管の血流アップ
・体を温める

＋

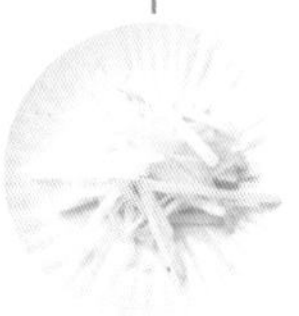

しょうが 7g

・血行促進
・体を温める

＋

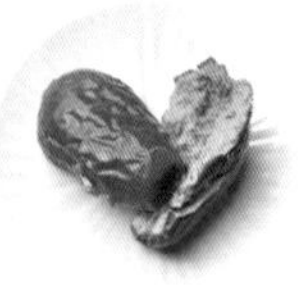

なつめ 10g

・エネルギーチャージ
・「血」の栄養チャージ

＋

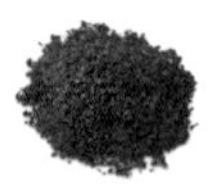

紅茶 1g
（またはルイボスティー）

・体を温める

＊マイボトルで携帯＝なつめ 20g

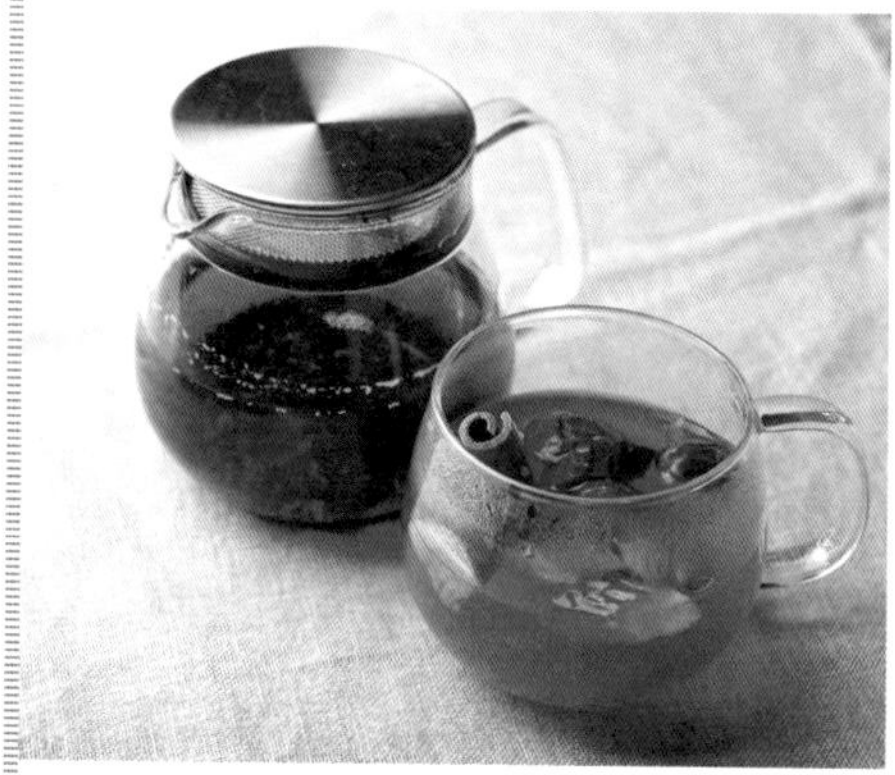

食べる安眠茶

不眠、ベッドに入ってから心配ごとが頭から離れない、自分を責めたり後悔しがちなときにいやしてくれる「食べるお茶」です。

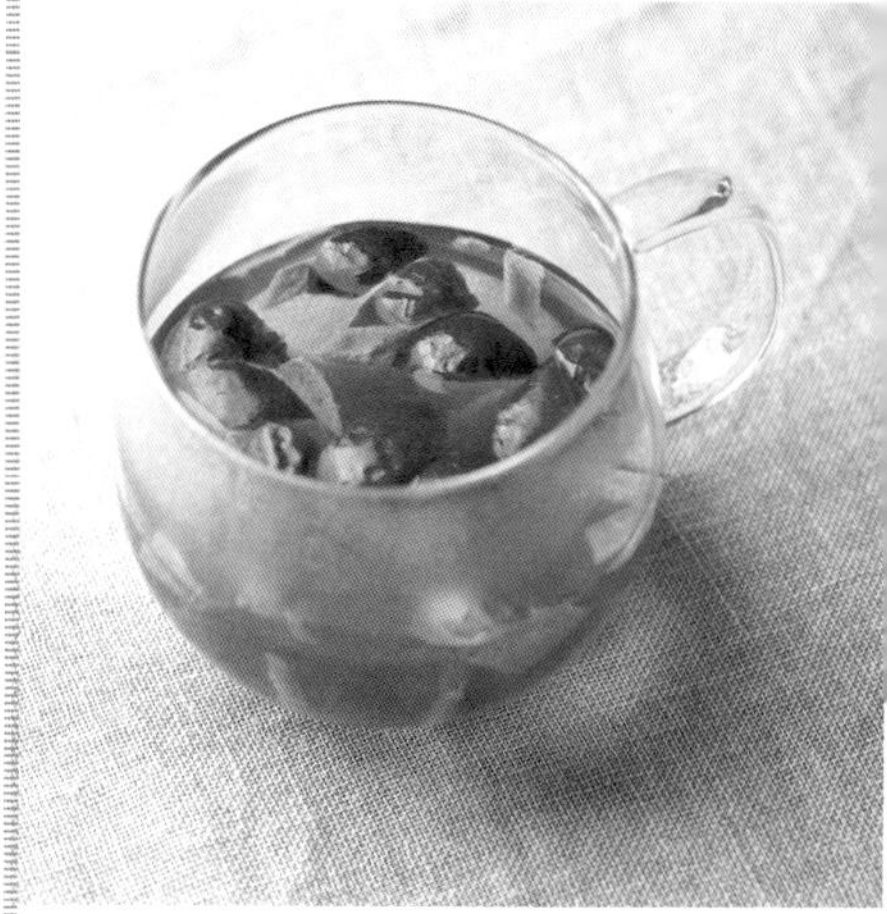

材料： 1人分（熱湯 200mℓ）

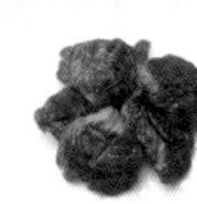

竜眼肉 4粒

・精神安定
・鎮静
・安眠

＋

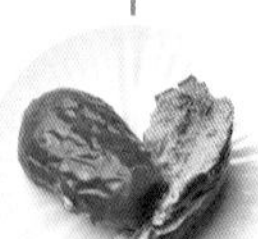

なつめ 10g

・エネルギーチャージ
・「血」の栄養チャージ
・精神安定

＋

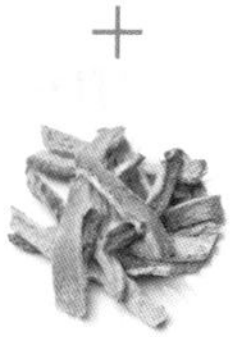

陳皮 1g

・リラックス

はちみつ（好みで）適宜

ティーカップにすべての材料を入れ、熱湯を注いで3分蒸らす。

薬膳茶 Q＆A

Q：茶材のブレンドは何種類がいい？

「ブレンドするのは3～5種がよいでしょう。気に入ったものがあれば1種で飲んでOKです」

Q：茶材の保存方法は？

「湿気を避けて冷暗所で保存してください」

Q：初心者向けの薬膳茶は？

「緑茶、紅茶、ルイボスティー、いり黒豆、ほうじはとむぎ、なつめ、竜眼肉、くこの実は、初心者にもおすすめです。Ｐ116万能茶からぜひお試しを」

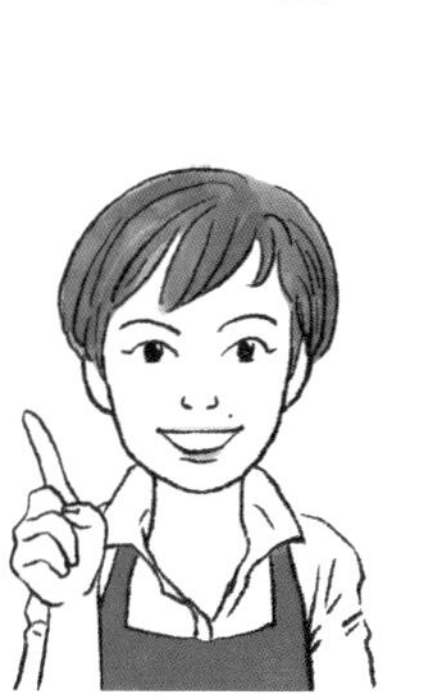

食材別さくいん

本書の料理に使った頼れる
食材リストです。
毎日の食事作りに役立ててください。

阪口珠未（さかぐち・すみ）

株式会社漢方キッチン代表。日本薬科大学、国立北京中医薬大学提携・日本中医学院講師。文科省国費留学生として、北京中医薬大学で中医学を学び、同大付属病院にて臨床と薬膳レストランで料理を学ぶ。清代の西太后の宮廷薬膳を研究。東京・恵比寿にて薬膳スクールと漢方薬店を主宰。カラダとココロを健やかにするべく、楽しくおいしい薬膳の普及活動を行う。

著書に『西太后のアンチエイジングレシピ』（主婦の友社）、『老いない体をつくる中国医学入門』（幻冬舎新書）、『365日のゆる養生』（エクスナレッジ）、『新版 毎日使える薬膳&漢方の食材事典』（ナツメ社）など多数。

ホームページ https://kanpokitchen.com

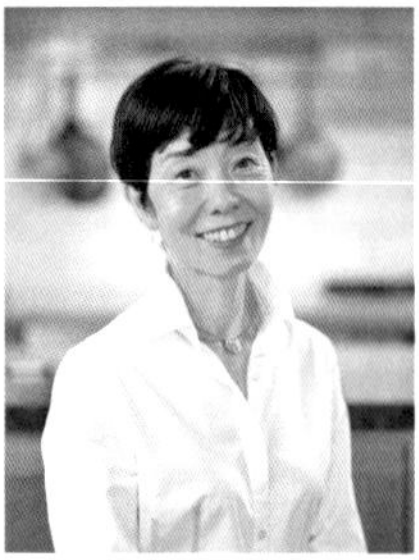

〈漢方キッチン公式LINEアカウント〉

お友達になっていただくと、無料7日間LINE講座&薬膳レシピの特典プレゼント。ためになる健康情報を発信しています。ぜひ、ご登録ください。

構成・文　大久保朱夏
装幀・本文デザイン　水崎真奈美
撮影　大竹直樹
スタイリング　後藤里帆
調理制作アシスタント　清水万由美／鎌手早苗
校正　朝日明美
イラスト　山口愛
撮影協力　株式会社栃本天海堂（高麗にんじん）

からだのトラブル解決ごはん　薬膳ひとり鍋

2023年10月7日　第1刷発行
2024年11月5日　第5刷発行

著者　阪口珠未（さかぐち・すみ）
発行者　石井悟
発行所　株式会社自由国民社
〒171-0033　東京都豊島区高田3-10-11
TEL　03-6233-0781（営業部）
　　　03-6233-0788（編集部）
FAX　03-6233-0791
印刷　大日本印刷株式会社
製本　加藤製本株式会社